図解 内科の名医が実践している

内臓脂肪をごっそり落とす最強の食べ方

藤田紘一郎

東京医科歯科大学名誉教授

永岡書店

落とすのが正解です！

医師に「やせなさい！」と言われている

ここ10年で10kg以上太った…

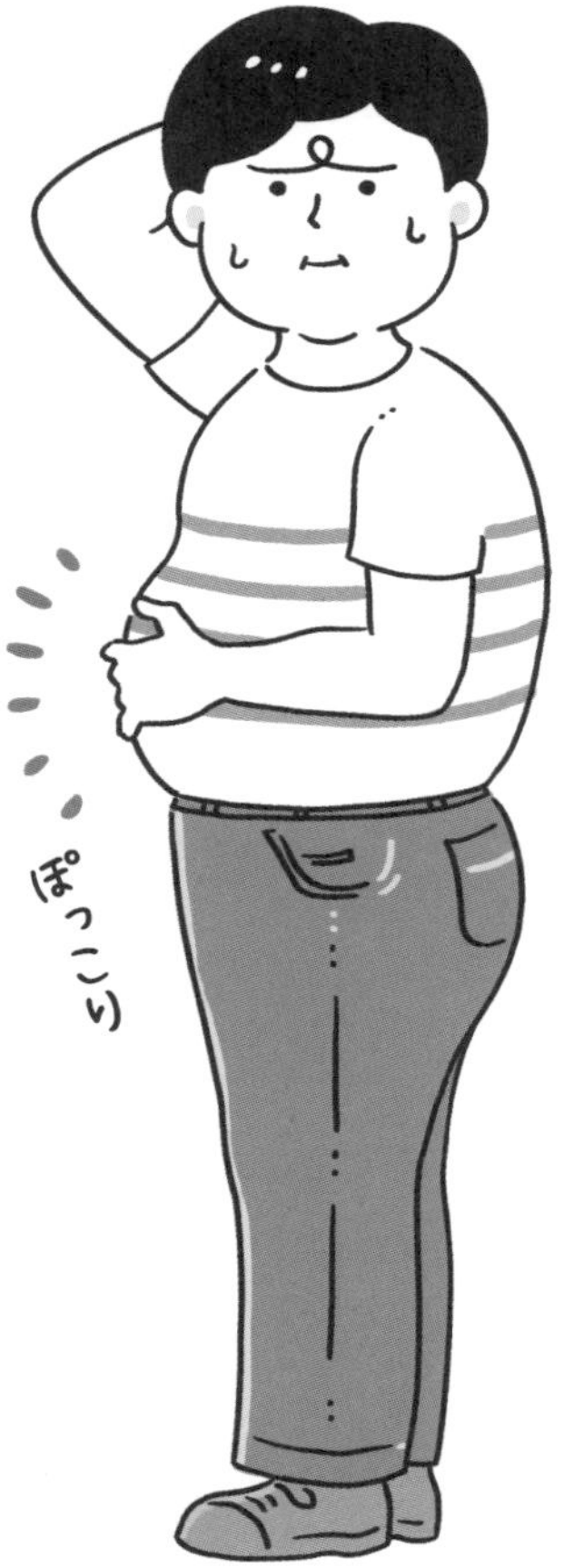

糖尿病や脳卒中などの病気が心配…

糖質制限が続かずに挫折した…

血圧や血糖、中性脂肪の数値が高い

おなかがぽっこり突き出た中年体型だ

ぽっこりおなかに詰まった内臓脂肪は、健康を脅かす元凶。内臓脂肪を落とすことがスリムな体型と若さ、健康を実現するカギなのです！

中高年からのダイエットは 内臓脂肪を

糖質オフ＆腸活を組み合わせた
藤田式・糖質制限ダイエットで
内臓脂肪が効率よく落ちていきます！

わずか２週間で
やせ体質に
変わります！

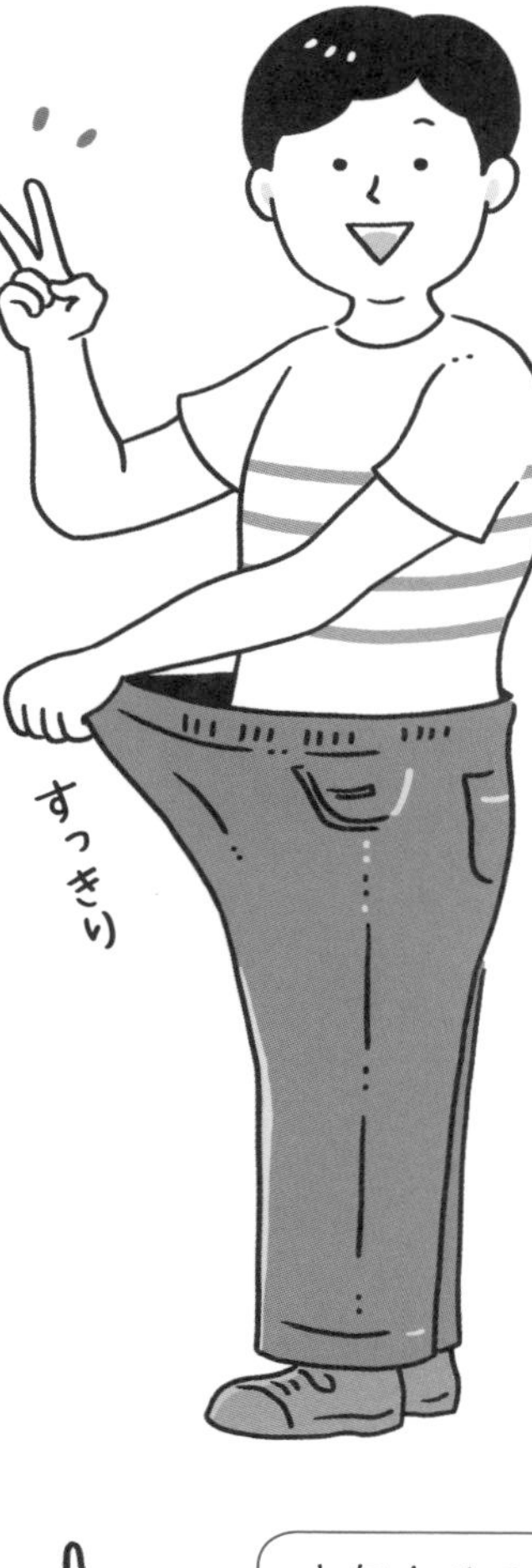

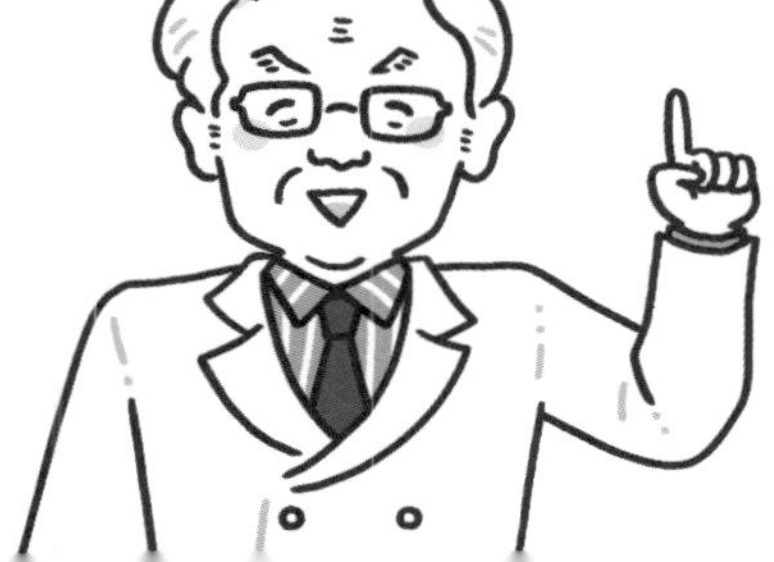

中年太りの解消に効く！
私が毎日実践している
食事術を紹介します

藤田紘一郎 先生

藤田式
糖質制限
ダイエット

糖質制限&食前キャベツで
内臓脂肪を落として中年太りを解消！
10kgやせて糖尿病を克服、髪もフサフサに

私は１９３９年生まれ。ふつう、80歳を超えれば、血圧や血糖が高かったり持病があったりして、健康面に不安を抱えている人が多いですよね。

でも、私は違います。

自分でもあきれるくらい、超元気です。

血圧も血糖値も正常範囲内ですし、コレステロールや中性脂肪も問題なし。身長１７８㎝で、ベスト体重の74・５kgを10年間キープしています。もちろん、痛いところもないし、飲んでいる薬もありません。

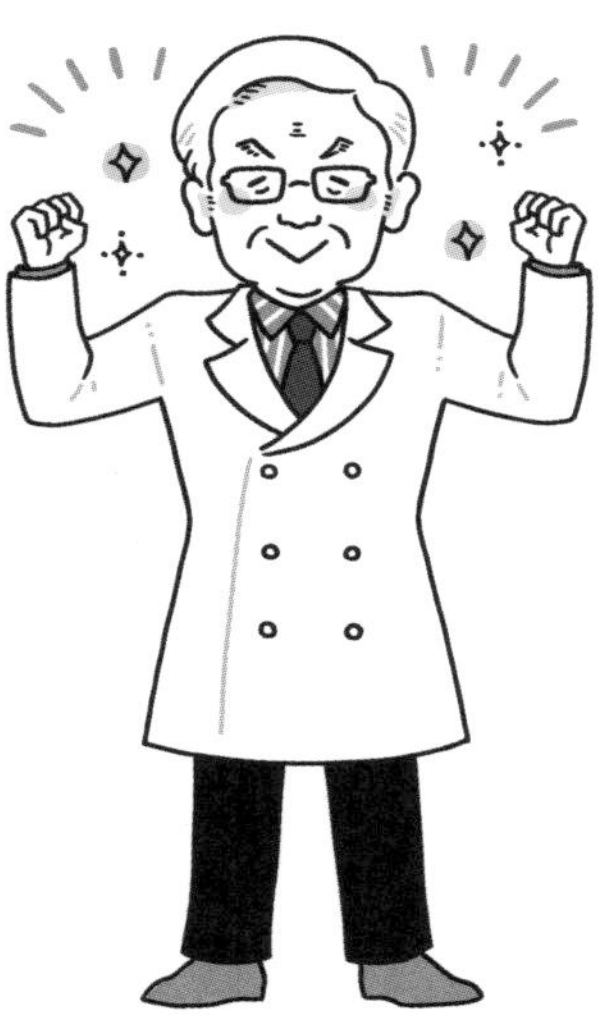

仕事もバリバリです。ライフワークの腸の研究は若い頃以上に熱心に取り組んでいますし、年間10冊以上の著書を出し続けています。もうちょっと年寄りらし

くおとなしくしているべきなのかもしれませんが、「仕事をしたい」というエネルギーが体の奥から湧いてきて、自分でも抑えきれないのです。

どうしてこんなに元気でいられるのか。そのいちばんの理由は、私が55歳のときにスタートした食習慣にあります。

じつは、55歳時の私はいまより10kgも太っていて、糖尿病をはじめ多くの病気に悩まされていました。そこで、一念発起してダイエットを決意。もし、あのときのダイエットで内臓脂肪を落としていなかったら、「80代の元気な私」はなかったかもしれません。

55歳のとき、糖尿病になって体がボロボロの状態に……

当時のことをお話しましょう。55歳のときの私は大学の仕事で忙しく、日々のストレスをぶつけるように毎日ドカ食いをしていました。

とくに大量に食べていたのが白いごはん、ラーメン、チャーハン、うどん……とにかく炭水化物が大好きで、出張で旅館に泊まったときなど、ひとりでごはんのおひつを空にしてしまったこともあります。甘いものにも目がなく、お菓子やケーキもよく食べていました。いま考えると、糖質漬けのような生活ですね。

55歳のときの私

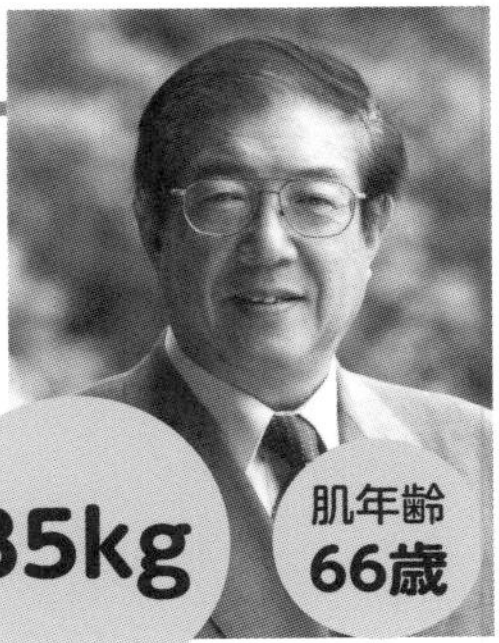

85kg

肌年齢
66歳

糖尿病
を発症

・毎日ドカ食い
・がんのリスク
・体調不良
・ストレス
・ハゲ

カロリー制限に失敗し、
糖質制限をスタート

糖尿病
を克服

糖質制限&食前キャベツで
わずか半年間で10kg減！

・血糖値が安定
・血圧も正常に
・体調良好
・仕事バリバリ
・髪フサフサに

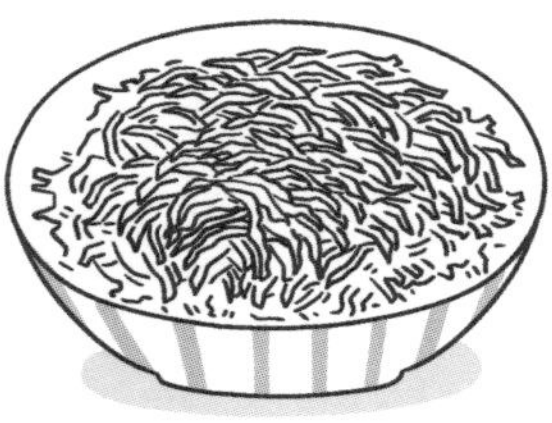

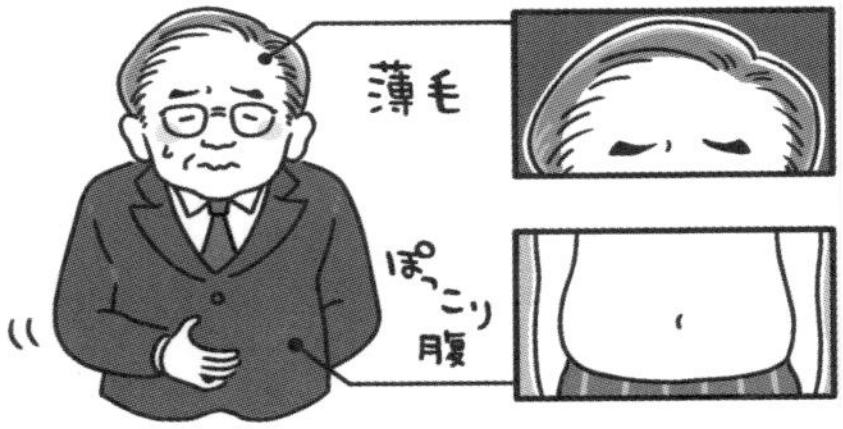

これで体が何ともないわけがありません。体重は85kgにまで増え、血糖や血圧の値はぐんぐん上がり、私は糖尿病になってしまいました。おなかは大きく突き出て、髪は薄くなり、いつもイライラしていて、本当に絵にかいたような不健康オヤジです。当時測った肌年齢は66歳で、実年齢より11歳も老けていました。病気も糖尿病だけでは済まず、痛風やメニエールの発作が起きたり、がんの腫瘍マーカーが高値になったりし、病気だらけの状態に陥ってしまったのです。

　さすがにこのままではマズイと感じた私は、大学病院の同僚医師

74歳のときの私

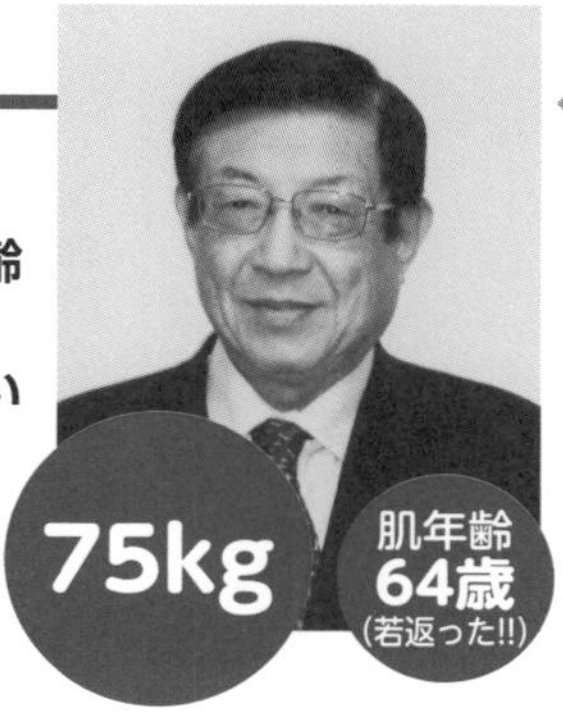

- 肌年齢が実年齢より10歳若い
- 病気にならない
- 仕事も絶好調
- 超元気老人に

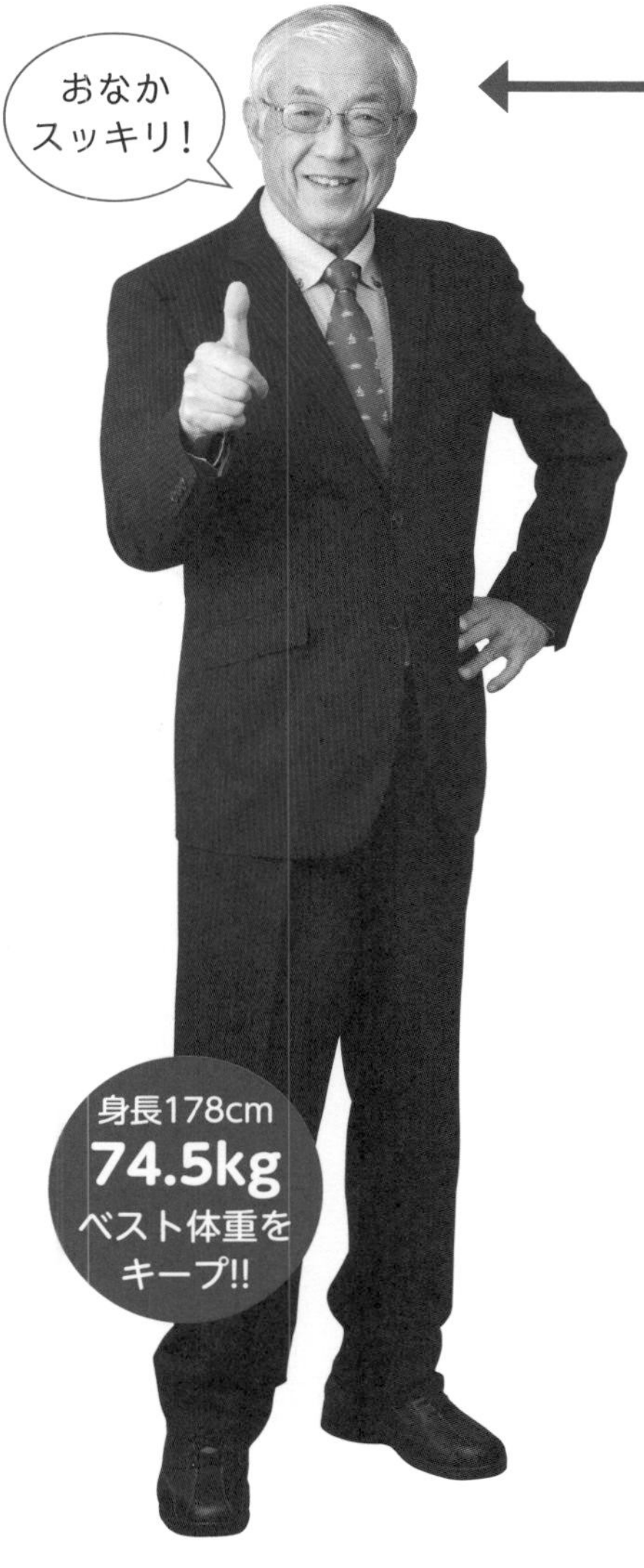

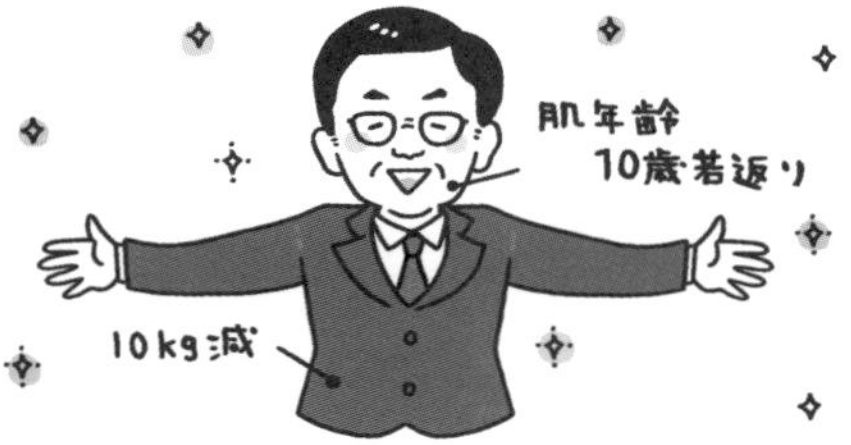

に相談し、彼から「カロリー制限」を勧められました。高カロリーのものを控えて全体の摂取カロリーを落としなさいというわけですね。ところが、一向にやせないし、血糖や血圧などの数値もよくならない。それどころか、ストレスでやたらにイライラし、髪がますます薄くなってしまったのです。

おなかが凹み、髪もフサフサになって若返った！

私は、カロリー制限に見切りをつけ、さまざまな医学論文に目を通して、健康を回復する方法を自力で探すことにしました。そして、最終的にたどり着いた方法が**「糖質制限ダイエット」**でした。

私にとって、大好物の白いごはんやパン、ラーメン、甘いものなどを食卓から遠ざけるのは一大決心。でも、「健康には代えられない」という思いで実行しました。

もっとも、ずっとたらふく食べてきた炭水化物を「なし」にするとなると、さすがに物足りないし、おなかが持ちません。そこでひと工夫を凝らし、食前に千切りにした**キャベツを食べて**おなかをふくらませることにしました。

すると、どうでしょう。

半年間で体重が10kgも減り、おなか周りを占拠していた内臓脂肪がごっそり落ちたのです。しかも、血糖値や血圧が基準値内で安定するようになり、いつの間にか糖尿病が治ってしまいました。もろもろの病気や不調もすっかり影をひそめ、心身ともに落ち着いて仕事に集中できるようになり、ちょっとしたことでイライラすることもなくなりました。

糖質制限による著者の検査値の変化

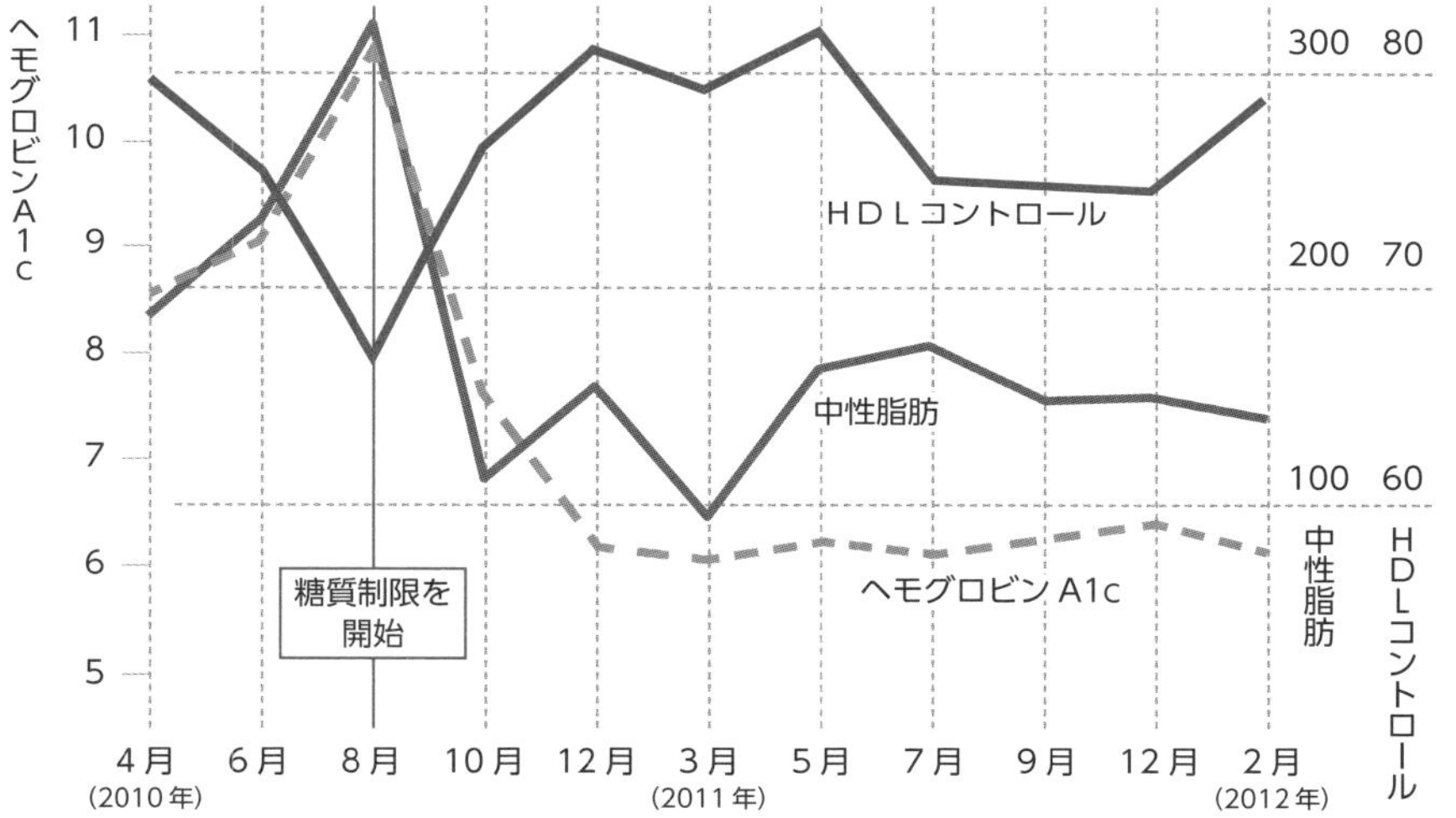

糖質制限を始めて以降、ヘモグロビン A1c（血糖値の指標）や中性脂肪の値がてきめんに降下した。

以来、私はずっと、糖質制限と食前キャベツを続けています。おかげで、先述のように10年間ベスト体重を維持していますし、健康には何の問題もありません。

また、体の健康だけでなく、見た目も大きく若返りました。おなかが凹んだうえに、髪も以前よりフサフサになって、鏡に映る自分の姿に自信を持てるようになったのです。ちなみに、74歳のときに測定した肌年齢は、なんと64歳。55歳のときの肌年齢が66歳だったので、50代半ばのときよりも70代半ばのほうが若くなったことになります。

糖質制限とキャベツは内臓脂肪を落とす最高の組み合わせ

本書は、40代、50代、60代の中高年のみなさんに「内臓脂肪を落として、健康を回復させること」をおすすめする本です。

後ほど述べますが、**内臓脂肪の過剰な蓄積は、人の健康を害する元凶**です。中高年になると、だんだん健康診断の数値が悪化して、糖尿病や高血圧、動脈硬化などの健康不安がリアルに迫ってくるもの。そうした悪化をもたらしている原因が内臓脂肪なのです。きっと、みなさんの中にも医者から「健康のため、内臓脂肪を落としなさい」と言われている方が多いのではないでしょうか。

つまり、そういうみなさんにおすすめなのが、私が長年実践している**「糖質制限とキャベツを組み合わせたダイエット」**なのです。いまでは医学的にも〝これほど素晴らしい組み合わせはない〟ということが裏付けられていて、私は内臓脂肪を落とす最高の方法だと考えています。

さらに、本書のダイエットでは、誰でも無理せず実践できるように糖質の制限範囲をゆるめ、キャベツに酢を加えるなど、いくつかの改良を加えています。

なにしろ、決まりごとは「白米やパンなどの精白された糖質を控えること」と

藤田式・糖質制限ダイエットのルール

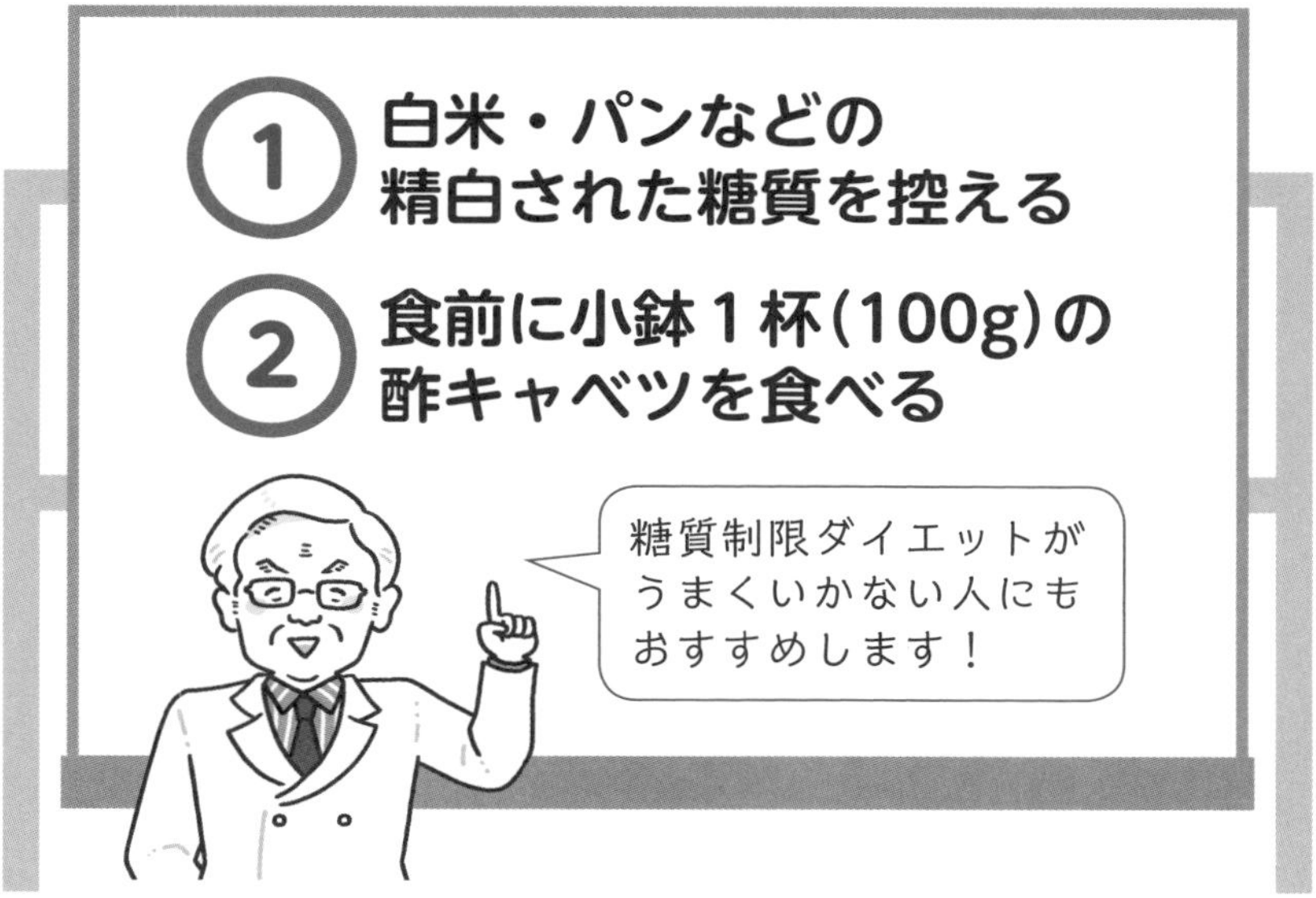

「食前に小鉢1杯の酢キャベツを食べること」の2つだけ。これなら、どんなずぼらな人でも無理なく続けられるはずです。くわしくはこれから順を追って紹介していきましょう。

とにかく、内臓脂肪がたまりやすくなる中高年の時期は、人間の健康の大きな曲がり角。いま、内臓脂肪を落とせるかどうかが、みなさんの先々の人生の健康を左右することになるのです。私は、55歳で一念発起して健康体を手に入れました。ですから、みなさんも本書の内容を実践して「健康という宝」を取り戻してください。そして、その宝でこれからの人生を輝かせていきましょう。

Contents

Contents

第4章

病気リスクを軽減！
あなたの「健康寿命」は、50代で内臓脂肪を落とせるかどうかで決まる！

Contents

第1章▼健康を脅かす元凶！

内臓脂肪を効率よく落とすカギは〝糖質＆食物繊維〟にあった！

中高年のぽっこりおなかには、内臓脂肪がどっさり！

内臓脂肪は中高年の健康を脅かす元凶

突然ですが、みなさんはひょっとして次のような悩みを抱いてはいませんか？

「ぽっこりとおなかが突き出た中年太り体型を何とかしたい」

「健康診断で医者から毎年のように『やせなさい』と言われている」

「ここ10年で体重が10kg以上増えた」

「このところ血圧や血糖の値が高く、リアルに生活習慣病が心配になってきた」

もし図星であれば、この本と出会えたことを幸運だと思ってください。

なぜなら、ここに挙げたような「悩み」を持つ中高年のみなさんは、まず間違いなく内臓脂肪がどっさりとたまっています。そして、この本ではこれから、みなさんのおなかの中にたまった「危険極まりない内臓脂肪」を効率よくラクに落とすための方法を紹介していくからです。

内臓脂肪の過剰な蓄積は、中高年の健康を脅かす元凶です。〝危険極まりない〟という表現も、決して大げさではありません。内臓脂肪を「このままため込んでしまうか」「いまのうちに落としておくか」で、みなさんが今後の人生を健康に過ごせるかどうかが決まると言ってもいいでしょう。

ただ、これから述べるダイエット法を実践すれば大丈夫。内臓脂肪を着実に減らし、ぽっこりしたおなかをすっきりと凹ませていくことができるはずです。

中高年の健康は、内臓脂肪を落とすことで飛躍的に回復します。きっと、血圧や血糖の値も安定し、さまざまな病気の罹患《りかん》リスクも減って、みなさんが抱いている健康上の悩みは一気に解消されることでしょう。

内臓脂肪を落として「ぽっこりおなか」を解消

血糖値安定

高血圧解消

病気になる
リスク激減

スリムに
なって
体が若返る

健康寿命が
のびる

内臓脂肪が減るにつれ健康になっていく！

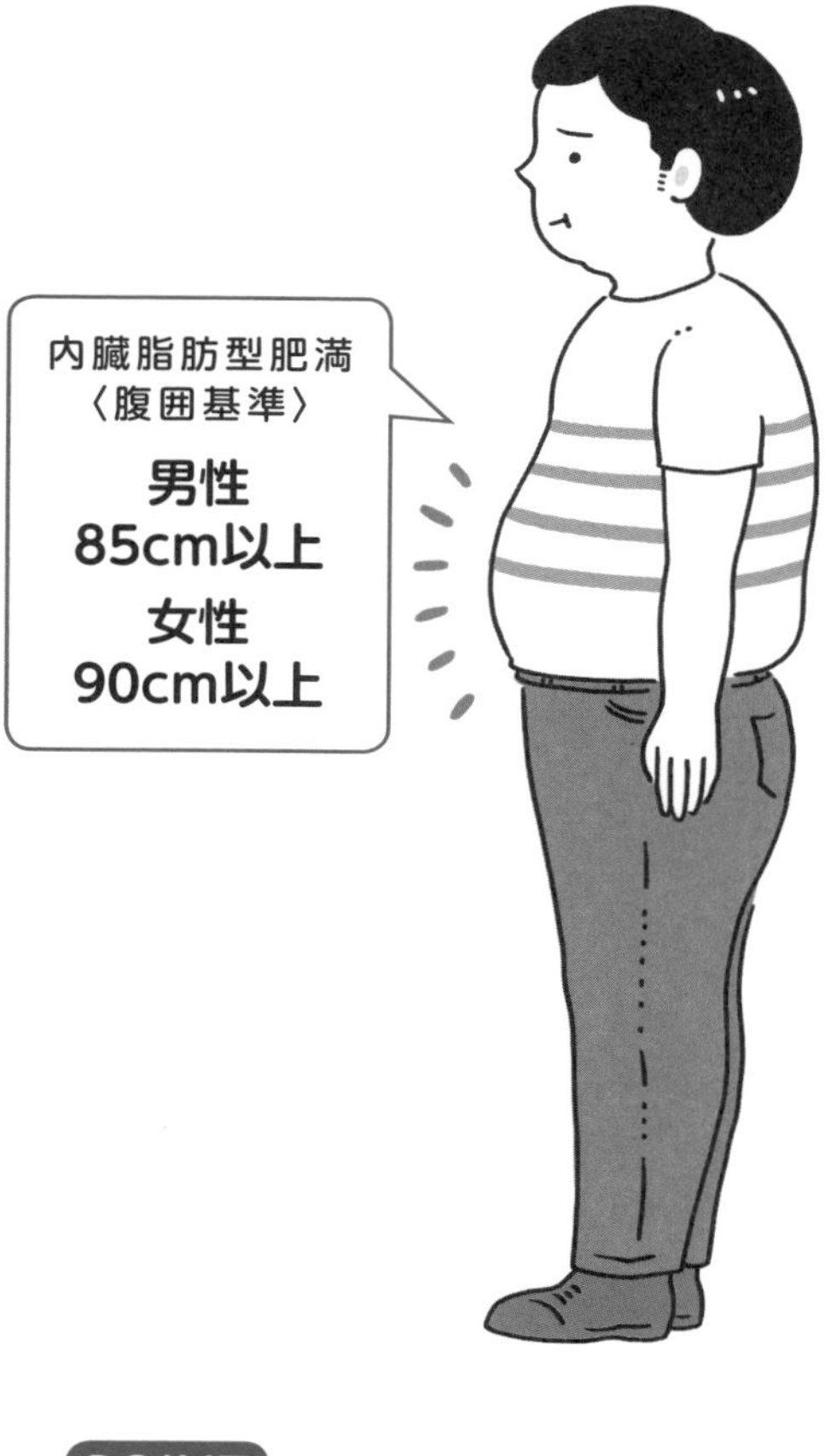

POINT

中高年世代の健康は、内臓脂肪を落とせるかどうかがカギ。落とせれば、問題が一気に解決する。

糖質制限、カロリー制限、運動…
どうしていつも挫折してしまうのか？

ダイエット失敗パターンの共通点は？

みなさんの中には、「これまで何度もダイエットに挑戦したけれど成功した試しがない」という方もいらっしゃるでしょう。また、「やせても長続きせず、リバウンドしてしまった」という方も多いかもしれません。

私が見るところ、ダイエットの失敗パターンは大きく3つに分かれます。

ひとつめが**「運動」**の失敗パターン。みなさんご存じのように、運動で消費されるカロリーはわりと少ないもの。汗びっしょり走っても、「おにぎりたった1個分しか消費されてない」なんてことが少なくありません。つまり、時間もとるし身体的にもきついわりに「やせる効果」が現われない。このため、仕事で忙しい人や意志の弱い人は、運動を継続できず、中途で挫折してしまうわけです。

2つめは**「カロリー制限」**でやせようというパターン。「プロローグ」でも触れたように、私も過去にこのダイエットを試して失敗しています。おそらく、みなさんの中にも失敗経験者が多いのではないでしょうか。

そもそも、摂取カロリーを1日1500kcalとか1600kcalとかに抑えるなんて土台無理。肉などのたんぱく質を減らすと筋肉が落ち、代謝が落ちてかえってやせにくくなりますし、そのうちに食べられないストレスがたまって、ドカ食いしてリバウンドするのがオチです。それに、肉や揚げ物などの高脂肪・高カロリーのものを減らしても、ごはんなどの糖質を多く摂っていればやせません。わたしたちの体に余分な脂肪をためる原因は、「カロリーの摂りすぎ」よりも、むしろ「糖質の摂りすぎ」なのです。

では、いっそ徹底的に糖質を減らしてしま

ダイエットの失敗を招く3つの要素

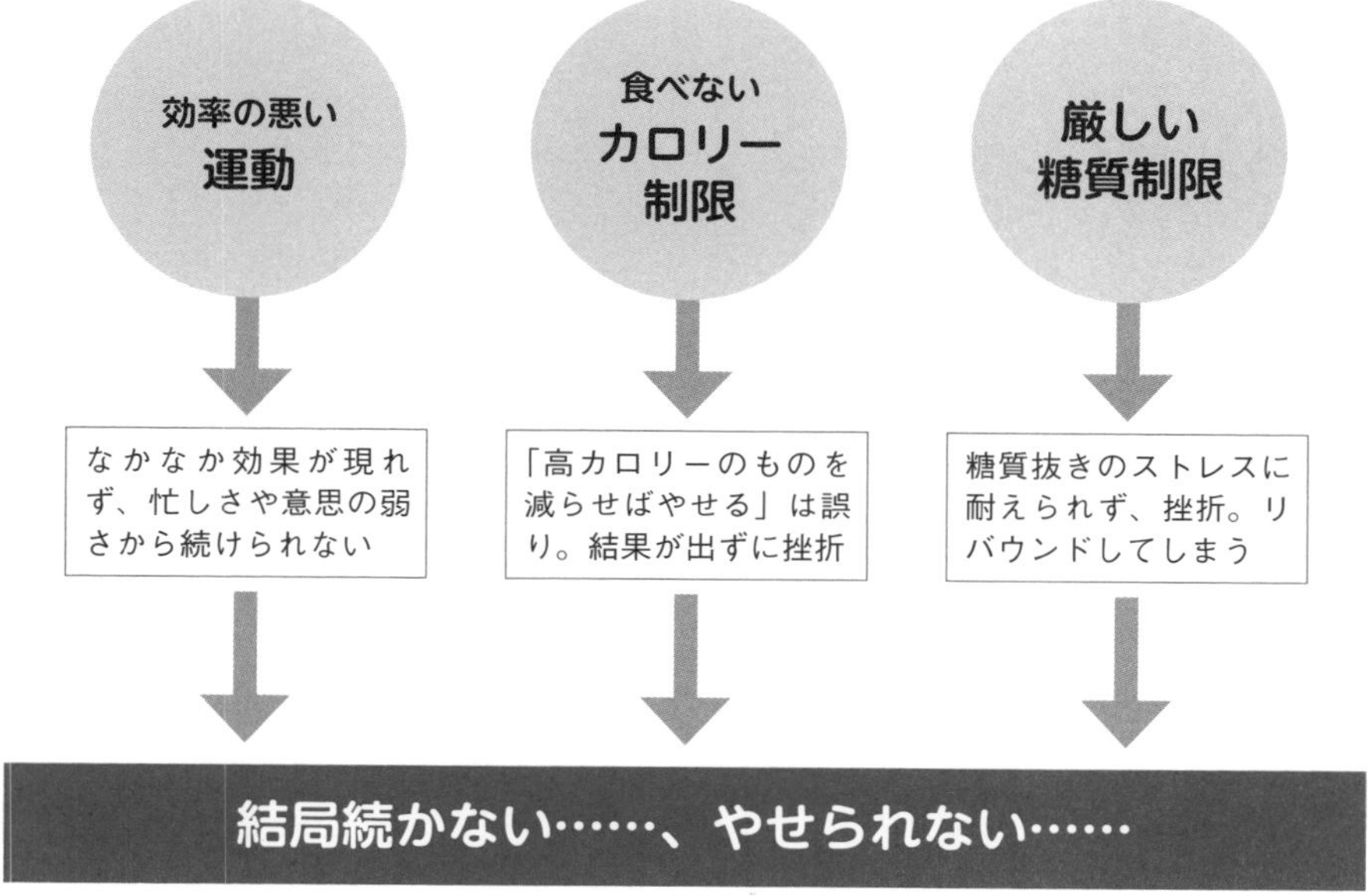

うのはどうか。これが3つめの失敗パターン**「厳しい糖質制限」**です。

わたしたちの脳には、「ごはんや甘いものを食べたとき、とてもおいしかった」という記憶が深く刷り込まれています。そのため、糖質を厳格にカットすると、脳が糖質抜きのストレスに耐えられず、食欲を暴走させてしまうようになる。それで結局、糖質をドカ食いしてリバウンドしてしまうわけです。

だから、糖質制限も厳しく行なうのはNG。私は基本的に「我慢を強いるダイエット」は成功しないと考えています。**「我慢せず、無理なく続けられる」――それがダイエット成功に欠かせない条件**だと言っていいでしょう。

POINT

カロリー制限でも、糖質制限でも、「我慢を強いるダイエット」は、絶対に成功しない。

「あと3kgやせたい」のニーズを無理なくかなえるダイエット

我慢も要らないしがんばりも必要ない

「せめてあと3kgでいいから、着実に落としたい」――代謝が落ちてやせにくい中高年世代には、そんなダイエットへの思いを口にする人が多いようです。きっと、高血圧や糖尿病などの健康不安がリアルに迫っているせいもあって、「現実の状況をしっかり見据えて、確実にやせられるダイエットをしなきゃ」という思いが高まっているのでしょう。

言わば、「10kg減、15kg減などという〝夢の大ホームラン〟を狙うよりも、3kg減の〝シングルヒット〟狙いで構わないから、ちゃんとした成果を上げていきたい」というわけですね。

これからみなさんに紹介する「ゆるい糖質制限」に「食前酢キャベツ」を組み合わせたダイエットメソッドは、まさにそういうニーズを叶えるのにうってつけだと思います。

前の項目で、ダイエット成功の条件は「我慢せず、無理なく続けられること」だと述べましたが、このダイエットでは、我慢もがんばりも必要ありません。これまで体重計を前に何度も挫折してきた人や自分の意志の弱さを痛感している人でも、無理なく続けていけることでしょう。

なにしろ、**糖質制限は「ごはんやパンなどの精白された炭水化物を控えさえすればいい」**というゆるさ。他には〝あれを食べちゃダメ〟〝こうしなきゃダメ〟という小うるさいルールはありません。肉も食べていいし、お酒もOK。このため、これまでとほとんど変わらない食事を摂ることができます。

また、**食前酢キャベツも、「食前に小鉢1杯を食べる」を心がければいい**だけ。しかも、毎食ではなく、1日1回食べるだけでもOK。

藤田式・糖質制限で内臓脂肪が落ちやすくなる理由

ゆるい糖質制限

体内の余剰ブドウ糖が減り、脂肪への変換が抑えられて、やせやすくなる。

×

食前酢キャベツ

腸内細菌のバランスが整い、脂肪が落ちやすい体内環境がつくられる。

↓

糖質オフ＆腸活のダブル効果で

内臓脂肪が効率よく減っていく！

それだけで内臓脂肪が落ちる体内環境が整い、糖質制限のやせる効果をぐっと高めることができるのです。

そのうえ、このダイエットでは運動の必要がありません。減量中は〝少しでも体を動かしてカロリーを消費しなきゃ〟という思いに縛られている人が多いものですが、そういう縛りから解き放たれて気楽に取り組むことが可能となります。

だから、どんな人でも無理なく続けることができ、**「体重減＝内臓脂肪減少」**という成果を着実に上げていくことができるのです。くわしいやり方については、後ほどじっくりご説明することにしましょう。

POINT

別に大ホームランを狙わなくてもいい。無理なくコツコツ続けていけば、着実に成果を上げられる。

中高年になるとたまってしまう 内臓脂肪とは何者なのか？

○内臓の周りに取りつく「危険な脂肪」

ここで、内臓脂肪とは何者なのか、簡単に整理しておきましょう。

体に蓄積する脂肪には、大きく分けて皮下脂肪と内臓脂肪の2つがあります。

皮下脂肪は、読んで字のごとく皮膚のすぐ下につく脂肪です。とくに女性の腰や太もも、二の腕などにつき、過剰にたまると、下半身が太って「洋ナシ」のような体型になっていきます。このため、**皮下脂肪型の肥満は「洋ナシ型肥満」**と呼ばれています。

一方、内臓脂肪は男性に多い脂肪で、おなかの内臓の周りにつくのが特徴です。とくにつきやすいのが、大腸や小腸を広範囲に支えている「腸間膜《ちょうかんまく》」という部分。この膜にべっとりと脂肪がつき、やがて各臓器のすきまを埋めるように脂肪が増え、脂肪の量が増えるにつれて、おなかがぽっこりと前へせり出してくるようになるのです。過剰にたまると、おなかを中心に膨張し、丸いリンゴのような体型になることもめずらしくありません。このため、**内臓脂肪型の肥満は「リンゴ型肥満」**と呼ばれています。

なお、皮下脂肪と内臓脂肪とでは、健康に与える影響も対照的です。分かりやすく言ってしまえば、**皮下脂肪は比較的健康への影響の少ない「おとなしい脂肪」、内臓脂肪は健康に対して多大な悪影響をもたらす「危険な脂肪」**という位置づけ。だから、内臓脂肪がたまりやすくなる中高年男性は、ことさら健康リスクに注意しなくてはならないわけです。

ただ、女性も閉経以降は内臓脂肪が増えてきます。閉経を過ぎた女性の方々は、内臓脂肪のもたらす数々のリスクを「決して他人事ではない」と思っておくほうがいいでしょう。

皮下脂肪型肥満と内臓脂肪型肥満の違い

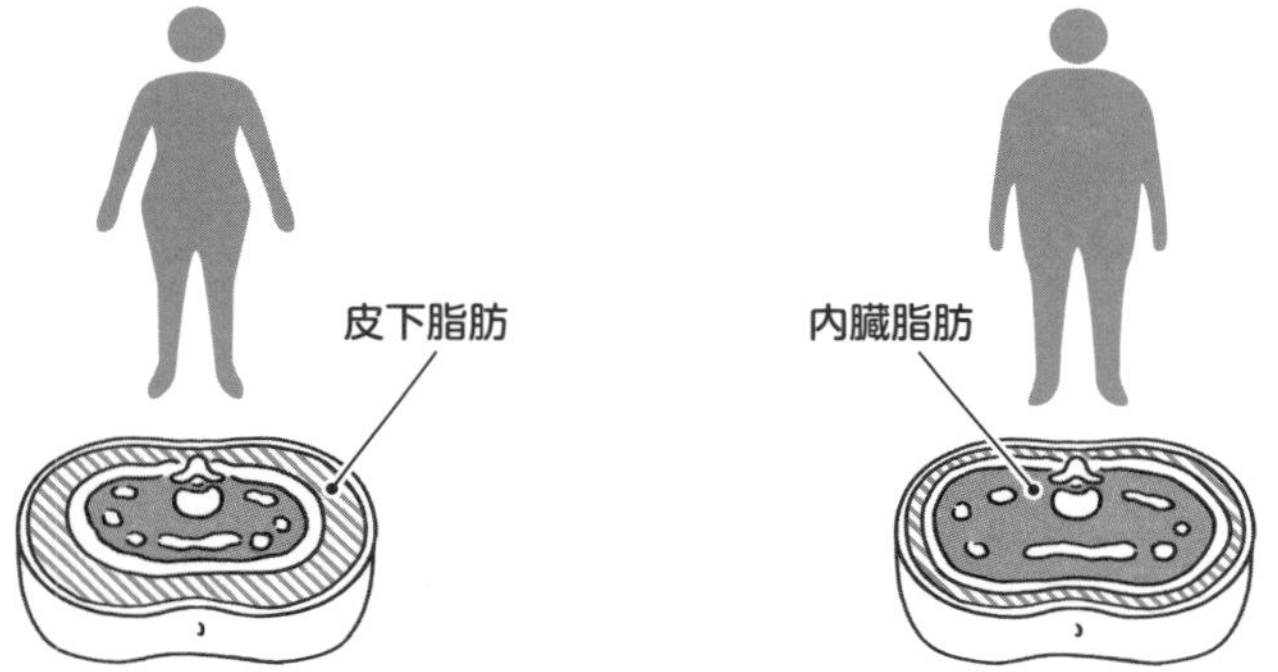

皮下脂肪型肥満
（洋ナシ型肥満）

腰、太ももなどの下半身を中心に脂肪がつき、洋ナシのような体型になっていく。

内臓脂肪型肥満
（リンゴ型肥満）

内臓の周りに脂肪がつき、おなかがぽっこりと出て、リンゴのように丸まる太っていく。

ぽっこりおなかの原因！　内臓脂肪がつく場所

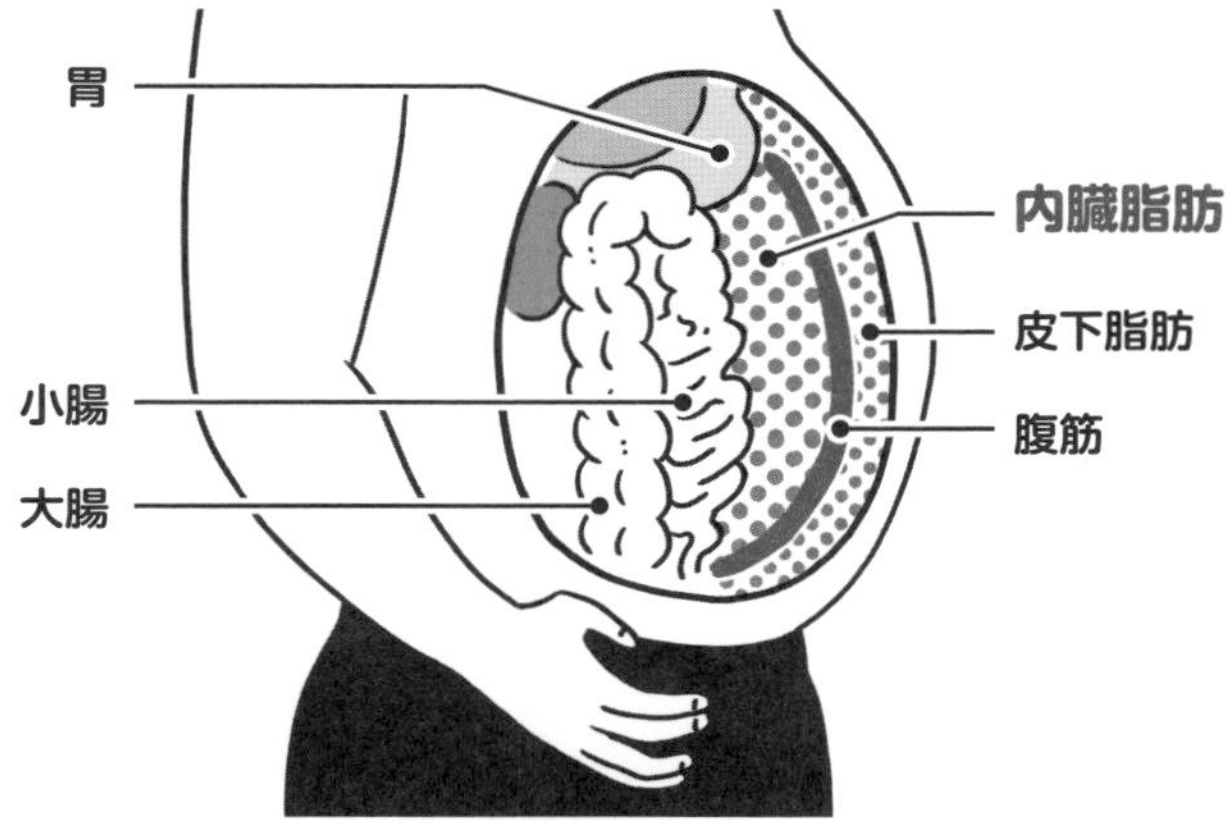

内臓脂肪は小腸や大腸を覆う「腸間膜」について、量が増えてくるに従い、内臓と腹筋の間を押し広げるように蓄積していく。

POINT

皮下脂肪は皮膚の下につく「おとなしい脂肪」、内臓脂肪は腸間膜に蓄積する「悪さを働く脂肪」

内臓脂肪がたまってしまうのは、糖質の摂りすぎが原因！

○「あふれたブドウ糖」が諸悪の根源

体内に内臓脂肪が増えるいちばんの原因は、「糖質の摂りすぎ」です。

もともとわたしたち人間は、穀物を主食とする生活をしてはいませんでした。草や木の実を食べたり、たまに野生の動物をつかまえて食べたりする食生活でした。つまり、食物繊維や肉類などのたんぱく質が主であり、糖質はほとんど摂っていなかったわけです。

ところが、いまは精白された穀物を主食とし、日々大量の糖質を体内に摂り入れる食生活を送っています。そして、この大量の糖質が脂肪蓄積の原因となっているのです。

そのメカニズムを説明しておきましょう。

日々過剰に糖質を摂っていると、エネルギーとして使われなかったブドウ糖が余り、血液中にブドウ糖があふれ、血糖値が上昇します。すると、膵臓からインスリンが分泌され、その働きによってブドウ糖がグリコーゲンに替えられて肝臓や筋肉に送られます。

ただ、問題なのはここから。ブドウ糖が肝臓や筋肉に貯蔵しきれないほどに余っていると、そのブドウ糖が中性脂肪に替えられて体内にためられていくようになるのです。つまり、これによって皮下脂肪や内臓脂肪が増えていくことになるわけですね。

とりわけ、**中高年男性の場合は、日頃からの糖質の摂りすぎが内臓脂肪蓄積に直結している**と言っていいでしょう。

後ほどくわしく述べますが、50歳前後になると、体のエネルギー生産システムが変わってきて、それほど糖質を必要としなくなります（P.54参照）。それにもかかわらず、若い頃と同じように多くの糖質を食べていると、体内に処理しきれないブドウ糖があふれかえ

糖質の摂りすぎが内臓脂肪型肥満を招く

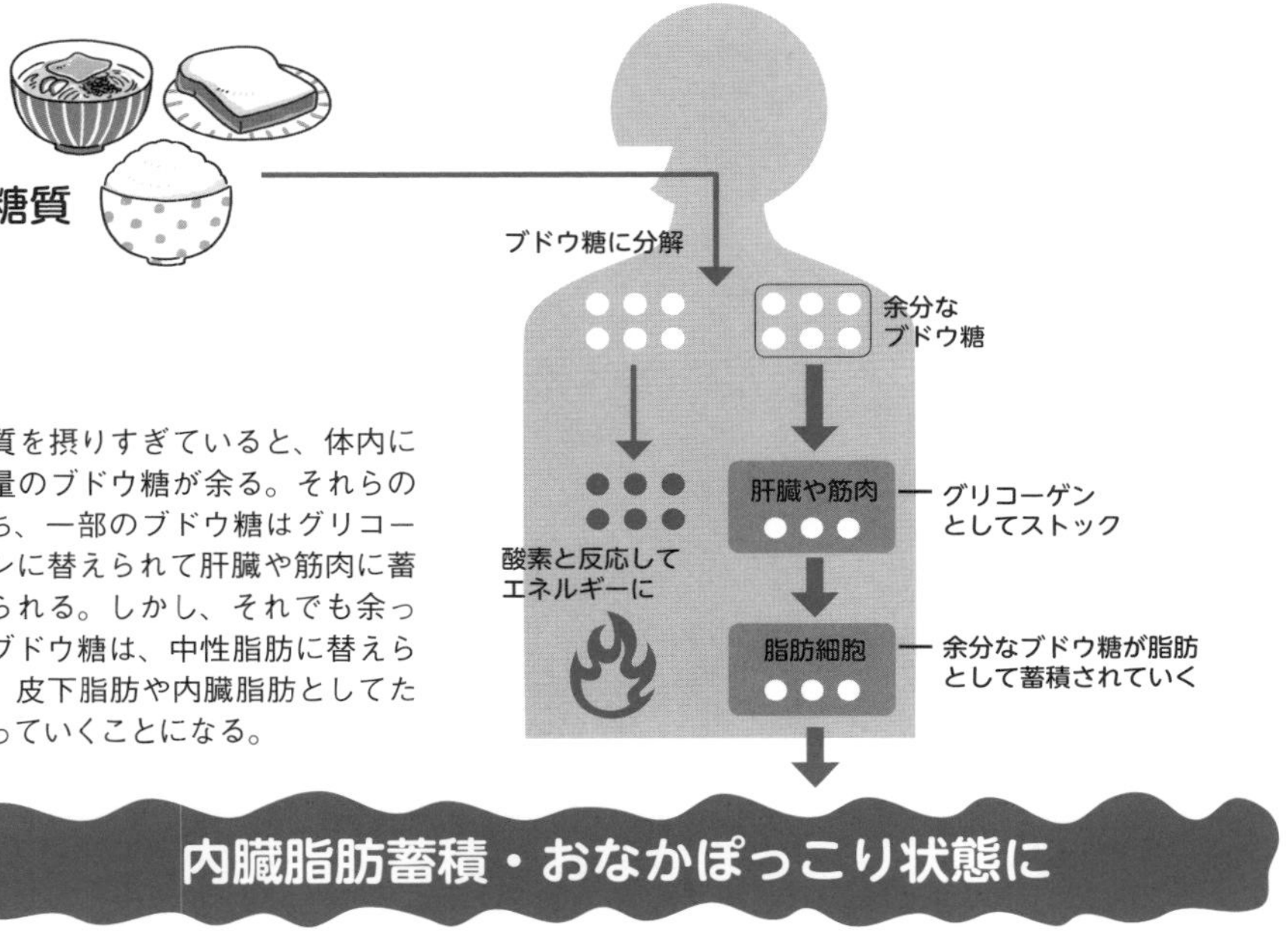

糖質を摂りすぎていると、体内に大量のブドウ糖が余る。それらのうち、一部のブドウ糖はグリコーゲンに替えられて肝臓や筋肉に蓄えられる。しかし、それでも余ったブドウ糖は、中性脂肪に替えられ、皮下脂肪や内臓脂肪としてたまっていくことになる。

ってしまいます。そして、その行き場のないブドウ糖が次々に内臓脂肪に替わって蓄積していくという悪い流れができてしまうわけです。

きっと、みなさんの中にも「中年期以降、おなかのぽっこりがどんどん目立つようになった」という方が多いでしょう。その原因は、まず間違いなく「日々の糖質の摂りすぎによって内臓脂肪が増えたせい」と断言していいと思います。

ですから、**これ以上内臓脂肪を増やしたくないなら、早急に糖質とのつき合い方を改めるべき**。すなわち、過剰な糖質摂取を控え、ゆるやかに摂取を制限しながら、内臓脂肪蓄積の流れにストップをかけるべきなのです。

POINT

糖質を摂りすぎていると体内にブドウ糖が余り、そのブドウ糖が脂肪に替えられて蓄積していく。

内臓脂肪が増えるとどうして病気リスクが高まるのか？

◯インスリンの効きが落ちて悪循環に

医者や研究者の間では、「内臓脂肪は万病のもと」と言われます。どうしてそんなに危険視されているのか、その理由をここでざっと説明しておきましょう。

脂肪細胞のもっとも大切な役割は、いざというときのためのエネルギーの貯蔵です。ただし、脂肪細胞は単なるエネルギー貯蔵庫なのではありません。この貯蔵庫はさまざまなホルモンや生理活性物質を分泌していて、脳や血管、胃腸などとさかんに情報のやり取りを行なっているのです。

たとえば、レプチンというホルモンは、エネルギー残存量を脳に報告する役割を果たしていますし、アディポネクチンという生理活性物質は、血管や細胞に働きかけてインスリンの作用を高めたり、動脈硬化を防いだりする役割を果たしています。このアディポネクチンは、脂肪細胞から分泌される「善玉物質」の代表選手と言っていいでしょう。

しかし、脂肪細胞からは、体に悪影響をもたらす「悪玉物質」も分泌されるのです。いくつか例を挙げれば、ＰＡＩ《バイ》－１《ワン》が高値になると血液が固まりやすくなり、血栓ができて動脈硬化が進みやすくなります。また、ＴＮＦ－α《アルファ》は血糖を上げやすくしますし、アンジオテンシノーゲンは血圧を上げやすくします。

そして、**何を隠そう内臓脂肪が増えると、これらの悪玉物質がさかんに分泌される**ようになるのです。しかも、悪玉物質が増加するのとは反対に、善玉物質のアディポネクチンは分泌が減ってしまうようになります。

悪玉が増えて善玉が減ると、当然さまざまな悪影響が現れるのですが、その中でもいちばん問題なのが**「インスリンの効きが悪く**

内臓脂肪の蓄積による悪循環

内臓脂肪が増える

▼

悪玉物質が増えて、善玉物質のアディポネクチンが減る

▼

インスリンの効きが悪くなる

▼

細胞がブドウ糖をうまく取り込めず、
脳が膵臓に命じてインスリンを大量につくらせる

▼

**血圧が上昇し、さらに内臓脂肪が増え、
多くの病気を招く原因となる**

なる」という点です。

インスリンの効きが悪くなると、細胞がブドウ糖をスムーズに取り込めず、エネルギー不足に陥りがちになります。すると、脳がエネルギー不足を危機に感じ、膵臓に命じて大量のインスリンをつくらせるようになります。

そして、このように大量のインスリンがつくられるようになると、「血圧がさらに上がる」「膵臓が疲弊して糖尿病が進む」「内臓脂肪がいっそう増えやすくなる」といった悪循環に陥るようになっていくのです。

だから、まさに内臓脂肪は万病のもと。どんな病気のリスクが高まるのかに関しては、次項でくわしく紹介することにしましょう。

POINT

内臓脂肪が増えると、悪玉物質が分泌され、インスリンの効きが落ちて、病気リスクが大きく高まる。

内臓脂肪が増えると起こる 7大リスク

1 高血圧

内臓脂肪がたまると、血管収縮作用のある悪玉物質が分泌されて血圧を上げます。また、内臓脂肪が増えるとインスリンの効きが悪くなって、インスリンが過剰分泌されるように。高濃度のインスリンには血圧上昇作用があり、これにより高血圧になりやすくなるのです。

2 糖尿病

インスリンは血糖を下げるホルモン。しかし、内臓脂肪がたまると、インスリンの効きが悪くなり、血糖値が上がります。すると、次第に過剰なインスリンが分泌され、膵臓が疲弊するように。こうした多くの悪循環が重なって糖尿病が進行していくのです。

3 動脈硬化

脂肪細胞から分泌されるアディポネクチンには、動脈硬化を防ぐ働きがあります。しかし、内臓脂肪が増えると、このアディポネクチンの分泌が減ってしまいます。また、内臓脂肪がたまると、悪玉物質のPAI《パイ》-1《ワン》が増え、動脈硬化リスクを上げるように働きます。

4 がん

国際がん研究機関による４万人以上を対象とした疫学調査では、「内臓脂肪蓄積が、がんの発症リスクを高める」という結果が出ています。内臓脂肪はさまざまな炎症物質や悪玉物質を放出しているため、これらの物質ががんの発症や進行を促すものと見られています。

5 認知症

「中年期に腹部肥満だった人は、老後、認知症になりやすい」という研究がアメリカにあります。同様の研究は他にもあり、内臓脂肪増加により、インスリンの働きが低下することや高血糖状態が続くことが脳神経に悪影響をもたらすのではないかと目されています。

6 肝臓病

内臓脂肪型肥満の人は、脂肪肝を併発しているケースがたいへん多いもの。脂肪肝は、肝臓が中性脂肪やコレステロールでパンパンになってしまった状態であり、何もせずに放っていると肝機能が低下して、肝炎や肝硬変、肝がんなどに移行していく可能性があります。

7 死亡リスク上昇

アメリカで行なわれた１万人以上を対象にした調査では、「内臓脂肪型肥満の人は、そうでない人に比べて、死亡リスクが２倍以上高まる」という結果が出ています。同研究では、とくに心血管疾患による死亡リスクが高く、2.75倍にも上ったと報告されています。

内臓脂肪はたまりやすいが、食事の工夫で落としやすい！

その気になれば内臓脂肪はすぐに落ちる

ここまでで内臓脂肪がいかに厄介なものかは十分おわかりいただけたと思います。ただ、みなさんの中には、電話帳のように分厚いおなかの肉をつかんで、〝これを落とすのはたいへんなんだろうな〟とため息をついている方もいるかもしれませんね。

でも、そんなことはありません。じつは、内臓脂肪にはたいへん「落ちやすい」という特徴があるのです。

たとえば、よく**皮下脂肪は「定期預金」**に例えられます。つまり、定期預金がお金を簡単に引き出せないように、皮下脂肪の場合はいったんたまってしまうとなかなか落ちてくれません。

これに対して、**内臓脂肪は「普通預金」**に例えられます。すなわち、普通預金がすぐにお金を引き出せるように、内臓脂肪はその気になりさえすればすぐに落とすことができるというわけです。

しかも、ちょっと食事を工夫するだけで着実に落としていくことが可能。本書の食事のノウハウを実践すれば、そんなにがんばらずともラクに内臓脂肪が落ちていく「いい流れ」をつくっていくことができるはずです。きっと、ほんの2週間程度やっただけで〝おお、減ったな！〟と実感できるような成果を出すことができるでしょう。

ぜひみなさん、そういう「いい流れ」をつくって、内臓脂肪ダイエットを成功させるようにしてください。

POINT

皮下脂肪はなかなか下ろせない「定期預金」。でも、内臓脂肪はいつでもすぐに下ろせる「普通預金」。

内臓脂肪と皮下脂肪の「落ちやすさ」の違い

内臓脂肪

＝

普通預金
（すぐに引き出せる）

＝

脂肪がたまっても
落としやすい

皮下脂肪

＝

定期預金
（簡単には引き出せない）

＝

脂肪がたまると
なかなか落とせない

内臓脂肪のたまり具合を判定する！　腹囲の正しい測り方

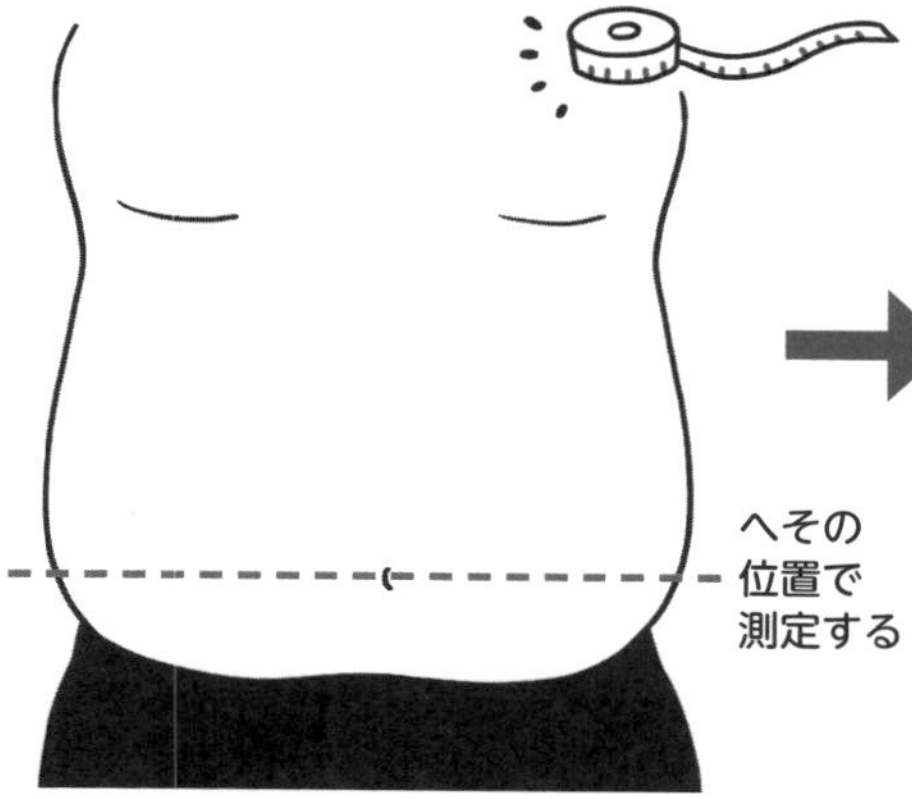

男性
85cm以上

女性
90cm以上

だと内臓脂肪型肥満の
可能性が高い……

腹囲は立位で、自然に呼吸をして、軽く息を吐いたときに、へその位置で測る。朝起きてごはんを食べる前、排尿を済ませてから測るのがベスト。決まった時間に測ると、日々の変化を実感できる。

内臓脂肪の増減のカギを握っているのは「腸」だった！

○太るかやせるかは腸内細菌次第

内臓脂肪を効率よく落とすには、体を「よりやせやすい状態」にして、体内の脂肪が減っていく「いい流れ」をつくっていく必要があります。

じつは、そのための重要なカギとなるのが**「腸」**なのです。

私たちの腸内には、100兆個以上の腸内細菌が棲《す》んでいます。そして、どんなタイプの腸内細菌が多いかで太りやすいかやせやすいかが決まってくるのです。

信じられない人もいると思うので、ひとつ実験例を紹介しましょう。協力者は一卵性双生児の兄弟。ただ、一方はやせていて、一方は太っています。兄弟それぞれの腸内細菌を採取して、マウスの腸に移植したところ、マウスにどんな変化が起こったと思いますか？

なんと、太った人の腸内細菌を移植したマウスだけがどっと肥満したのです。やせた人の腸内細菌を移植したマウスには大きな変化はありませんでした。これにより、腸内細菌が太るかやせるかを左右していることが証明されたわけです。

なお、この研究では、太った人がダイエットを行なって体重を減らしたところ、**肥満に関係する腸内細菌（デブ菌）**が減って、**やせに関係する腸内細菌（ヤセ菌）**が増えたことも明らかになっています。

つまり、腸内にデブ菌が多い人はより太りやすくなり、腸内にヤセ菌が多い人はよりやせやすくなるというわけですね。

POINT

ダイエットの成否は腸内細菌がカギ。太りやすい人にはデブ菌が多く、やせやすい人にはヤセ菌が多い。

太るかやせるかは腸内細菌によって左右する

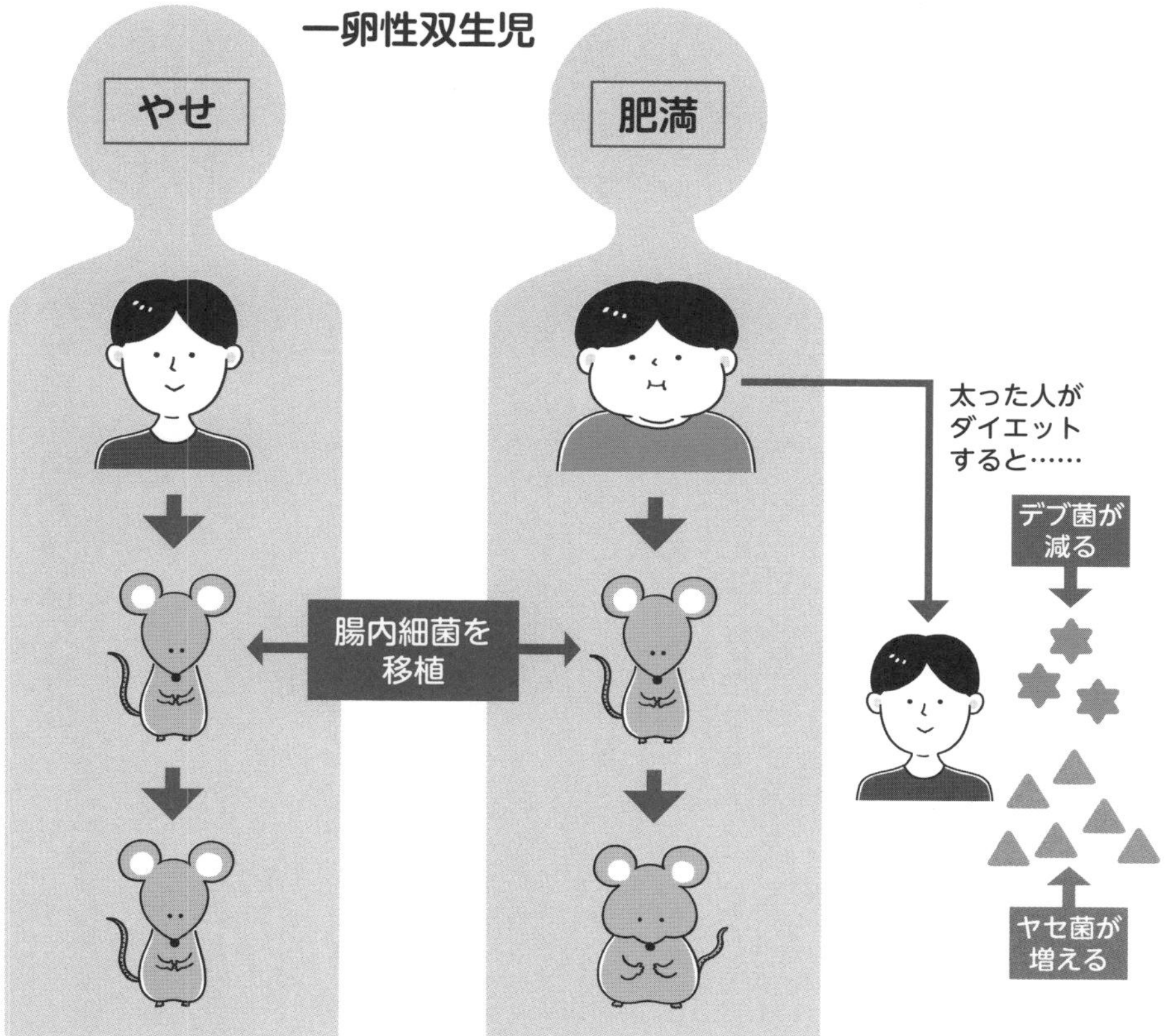

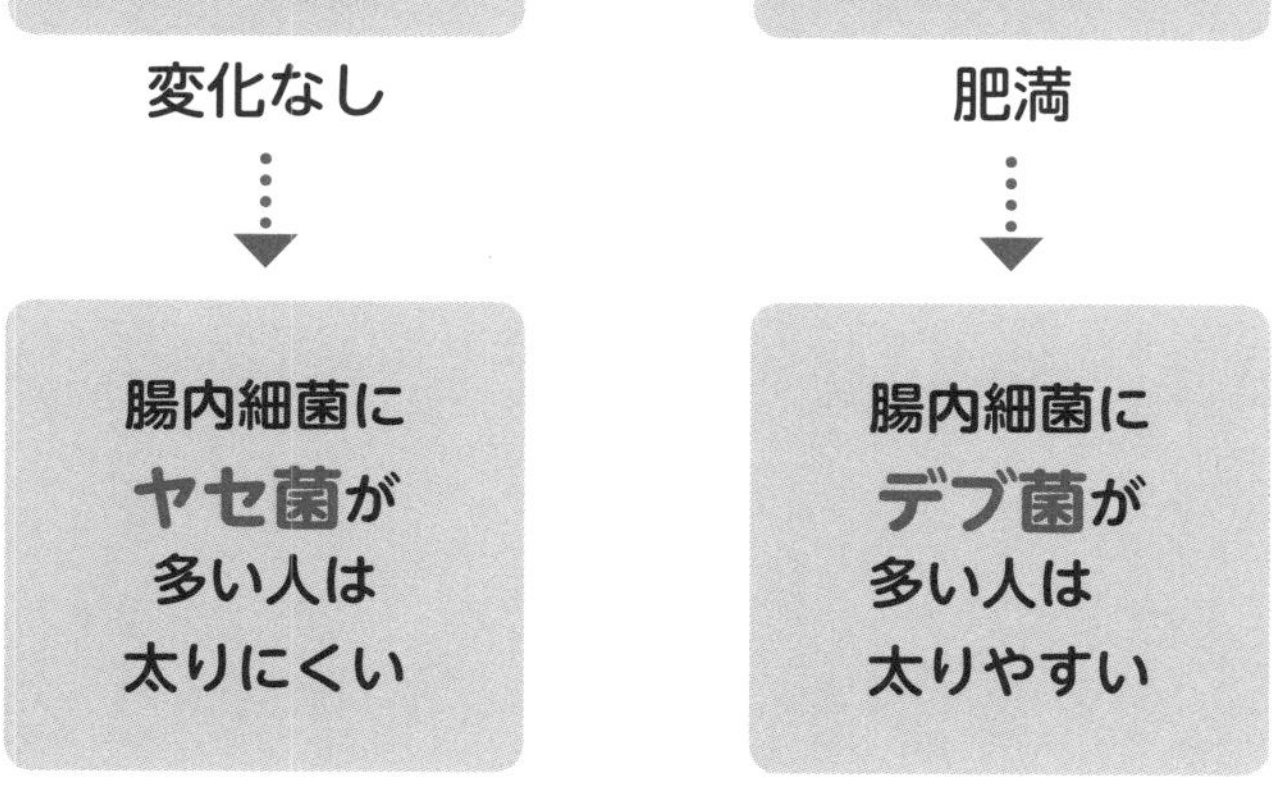

遺伝子が同一の一卵性双生児（片方は肥満で、もう片方はやせている）の腸内細菌をマウスの腸に移植。すると、肥満した人の腸内細菌を移植したマウスだけが太った。さらに、肥満した人がダイエットで体重を減らしたところ、肥満に関係する腸内細菌が減り、やせに関係する腸内細菌が増えた。

腸内のデブ菌とヤセ菌のバランスで太るか、やせるかが決まる！

○デブ菌もヤセ菌も日和見菌の仲間

ここで、デブ菌とヤセ菌について、ちょっと解説をしておきましょう。

そもそも腸内細菌は、善玉菌、悪玉菌、日《ひ》和《より》見《み》菌の3グループに分かれ、ヤセ菌やデブ菌は日和見菌に属しています。日和見菌は腸内細菌の中でももっとも数が多く、その名の通り、善玉菌が優勢なときは善玉側につき、悪玉菌が優勢なときは悪玉側に加担する性質を持っています。ですから、**腸内環境をよくするには、日和見菌を善玉側の味方につけることがカギ**となるわけです。

日和見菌にはたいへん多くの種類があるのですが、これらを大別すると**「フィルミクテス門《もん》」**と**「バクテロイデス門《もん》」**の2つに分かれます。

フィルミクテス門は、悪玉菌側に加担しやすい性質を持つ日和見菌。食べ物からより多くのエネルギーを取り立ててため込もうとする働きを持ち、太った人の腸内に多く存在することが分かっています。すなわち、これらがデブ菌です。

一方、バクテロイデス門は、善玉菌側について体によい働きをする日和見菌。こちらはエネルギー吸収の効率が悪く、スリムな人やたくさん食べてもそんなに太らない人の腸内に多く存在しています。すなわち、こちらがヤセ菌ということになります。

そして、デブ菌が多くなるかヤセ菌が多くなるかを決定づける最大の要因が、「普段の食事で何を食べているか」なのです。

POINT

日々の食事でどんなものを食べているかで、腸内にデブ菌が多いかヤセ菌が多いかが決まってくる。

「デブ菌」と「ヤセ菌」の違い

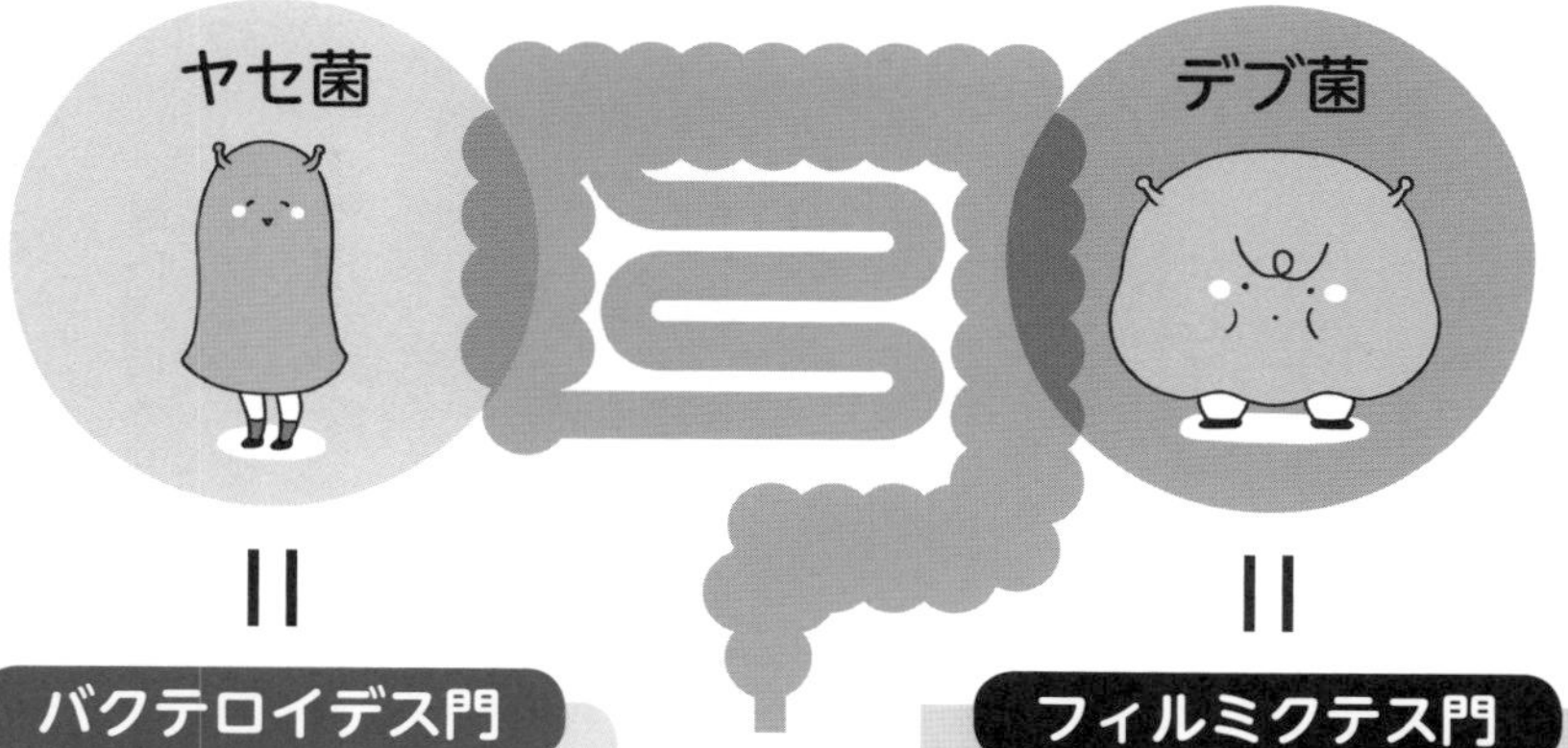

＝

バクテロイデス門

野菜、きのこ、
海藻など、食物繊維の
多いものを食べていると
増える

↓

たくさん食べても少ししか
エネルギーにならない

↓

太りにくい

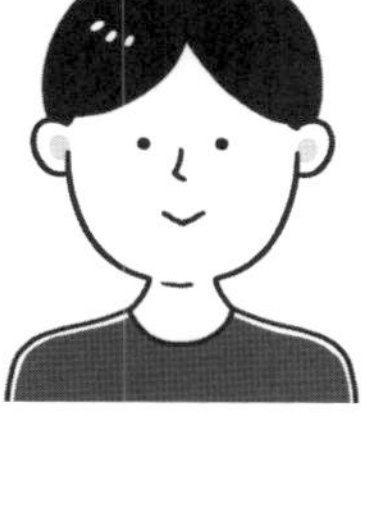

＝

フィルミクテス門

炭水化物、甘いもの、
肉類などを多く
食べていると増える

↓

食べたものからたくさんの
エネルギーを取り立てる

↓

太りやすい

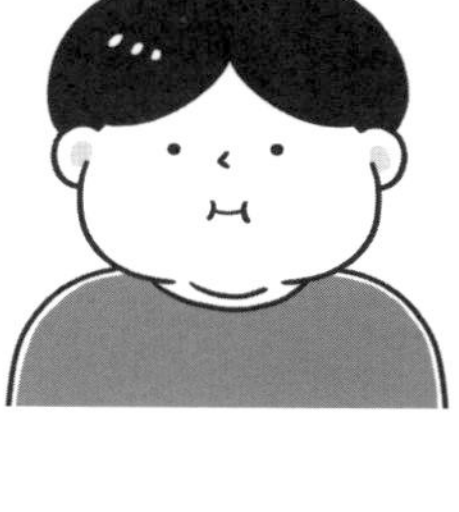

デブ菌を減らすには、糖質を控えるのがいちばん！

○デブ菌の大好物は炭水化物

腸内細菌の力を生かして体をやせやすい状態にシフトするには、デブ菌を減らしてヤセ菌を増やさなくてはなりません。

では、デブ菌・ヤセ菌はどんなものを食べていると増えたり減ったりするのか。まずはデブ菌のほうから見ていきましょう。

デブ菌（＝フィルミクテス門《もん》）の好物は、ごはんやパン、麺類、甘いもの、スナック菓子、肉料理、揚げ物など。つまり、日頃から**糖質や脂質の多い高カロリーの食事ばかりを摂っていると、腸内でてきめんにデブ菌が増殖してしまう**わけです。きっと、心当たりがある方も多いことでしょう。

ただ、逆から言うと、日々の食事でこうした「デブ菌の好物」の摂取を控えるようにすれば、デブ菌の増殖を抑え、その勢力を弱められることになります。

そして、そのためにもっとも効果的な手段が「糖質を控えること」なのです。本書では「ごはん、パン、うどんなどの白く精製された炭水化物の摂取をなるべく控えること」を推奨しています。五穀米や玄米、全粒粉パンなどの精白されていない炭水化物なら食べてもかまいませんし、甘いものも少しなら食べてもＯＫ。だいぶゆるやかな「制限」ですが、これを実行するだけでもデブ菌の勢力をかなり縮小させることができるはずです。

また、肉類は普通に食べている分には問題ありません。食べすぎは禁物ですが、別に意識して減らそうとしなくてもいいでしょう。

POINT

精白された炭水化物を控えるだけでも、デブ菌の勢力をかなり縮小させることができる。

ワースト

藤田先生が選ぶ デブ菌を増やす食材ランキング

1位 ごはん、パン、麺類などの精白された炭水化物

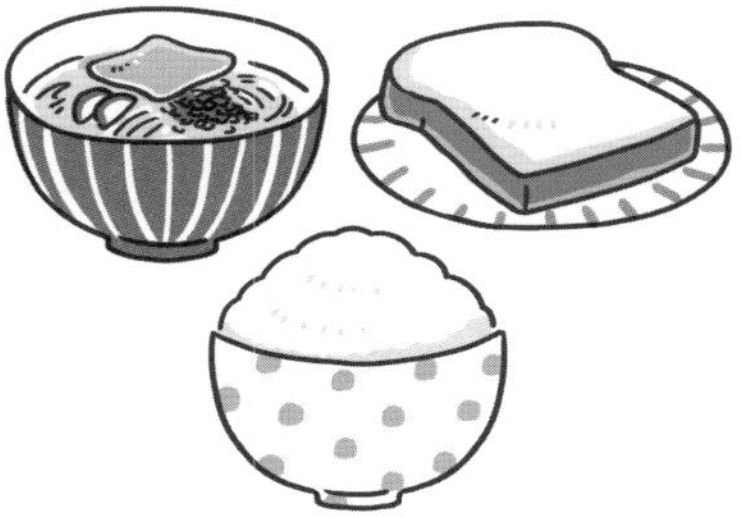

炭水化物はデブ菌の大好物。とくに精白されたものは食物繊維が削ぎ落とされているために吸収が早く、デブ菌増加につながりやすい。

2位 甘いもの

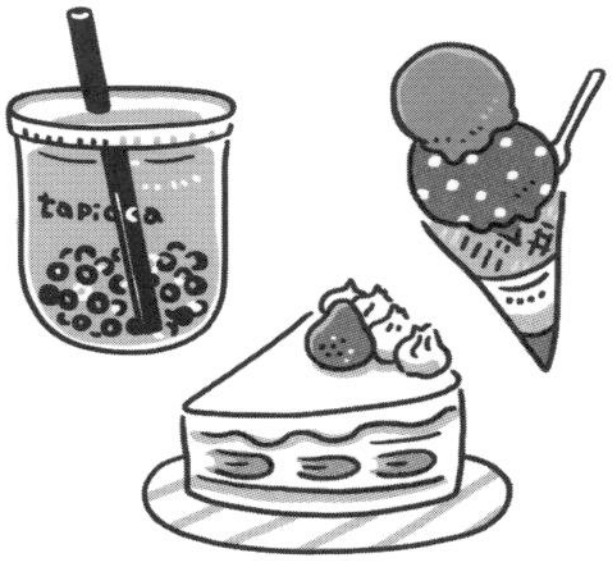

ケーキ、お菓子などの甘いものもデブ菌の好物。デザートに少量食べるくらいなら問題ないが、摂りすぎは控えたい。

3位 肉類

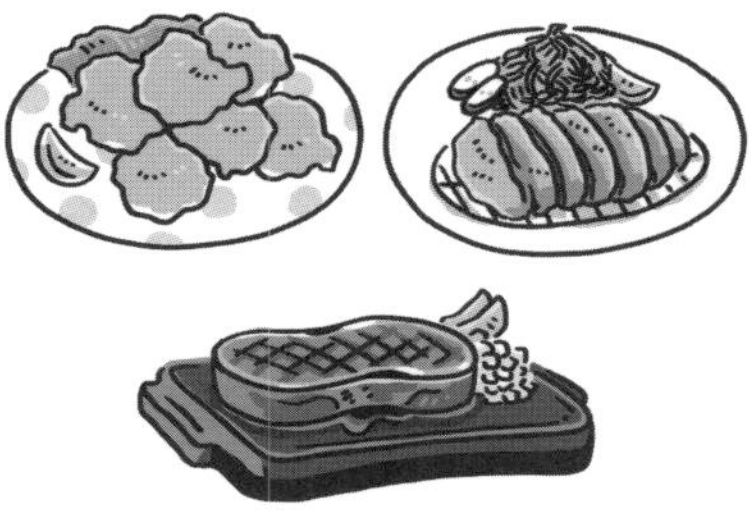

肉料理や揚げ物などの高カロリーな食事もデブ菌の好物。ただし、肉は体に欠かせないたんぱく質。食べすぎさえしなければ大きな問題はない。

4位 スナック菓子

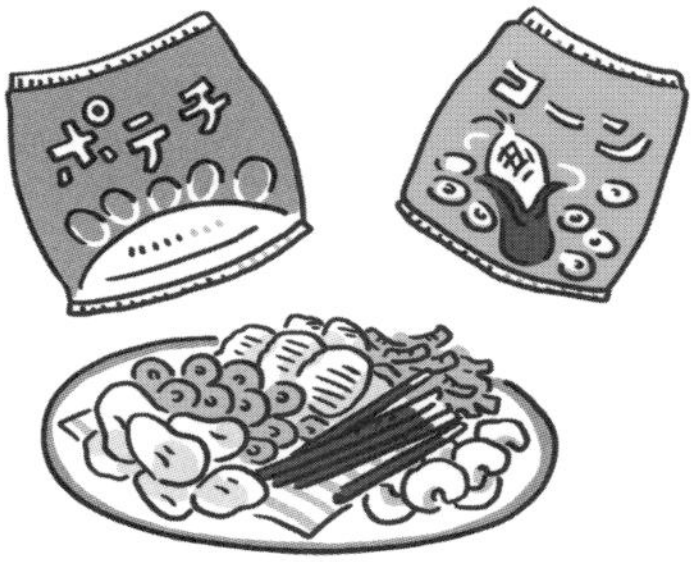

ポテトチップスやえびせんなどのスナック菓子は、ついつい口に運んでしまいやすいもの。日頃から食べていれば、当然デブ菌を増やすことに。

ヤセ菌を増やすには、食物繊維を摂るのがカギ！

ヤセ菌の大好物は食物繊維

次はヤセ菌です。ヤセ菌（＝バクテロイデス門《もん》）が好むのは、野菜、きのこ、海藻、納豆など。みなさんお分かりのように、これらの食材はどれも食物繊維が豊富。**食物繊維こそヤセ菌の大好物**なのです。

食物繊維は腸内に長くとどまって、余分な糖や脂肪を吸着しながら発酵します。その発酵した繊維が善玉菌やヤセ菌のエサとなるのです。だから、日々野菜やきのこなどの食物繊維がたくさん入ってくれれば、善玉菌やヤセ菌が発酵繊維をバクバク食べて増えていくことになるわけですね。

なお、ヤセ菌は食物繊維を食べて消化すると**「短《たん》鎖《さ》脂《し》肪《ぼう》酸《さん》」**という物質をつくり出します。そして、何を隠そう、この短鎖脂肪酸こそが体内にたまった脂肪を減らすための重要なカギとなるのです。

この後、順を追って説明していきますが、短鎖脂肪酸には脂肪燃焼を高めるだけでなく、肥満や糖尿病を防いだり、アレルギーを防いだりする働きもあります。まさに、ダイエットと健康を後押ししてくれる「スーパーマン」のような存在。すなわち、普段から食物繊維を多く摂っていればヤセ菌が増えて、この「腸内のスーパーマン」がたくさん生み出されるようになっていくわけです。

そして、こうした好循環を生み出すための、私のイチオシ食物繊維が**「キャベツ」**なのです。「なぜ、キャベツなのか」の理由については、後ほどくわしく述べることにしましょう。

POINT

普段から食物繊維を多く摂っていれば、腸内で発酵した繊維をエサにしてヤセ菌が増える。

藤田先生が選ぶ 食物繊維豊富な ヤセ菌を増やす食材ランキング

1位 キャベツ

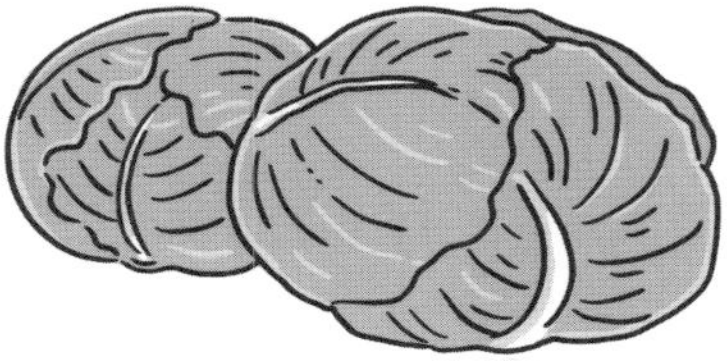

食物繊維の多さだけでなく、栄養価、腹持ちのよさ、食べやすさ、手に入りやすさなどを総合すると、やはりキャベツがダントツ１位！

2位 たまねぎ

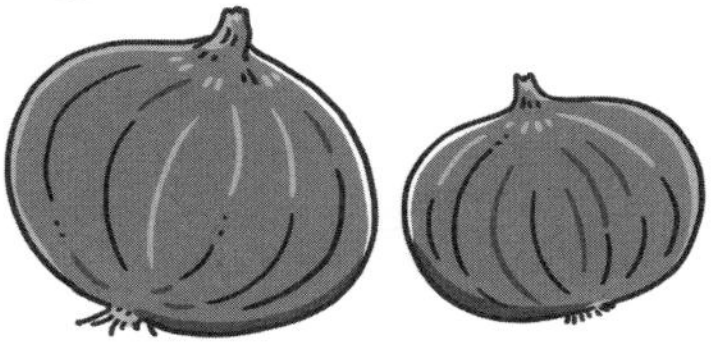

たまねぎは食物繊維が豊富なうえ、いろいろな料理にアレンジして摂ることができる優秀野菜。「酢たまねぎ」にするのもおすすめ。

3位 きのこ類

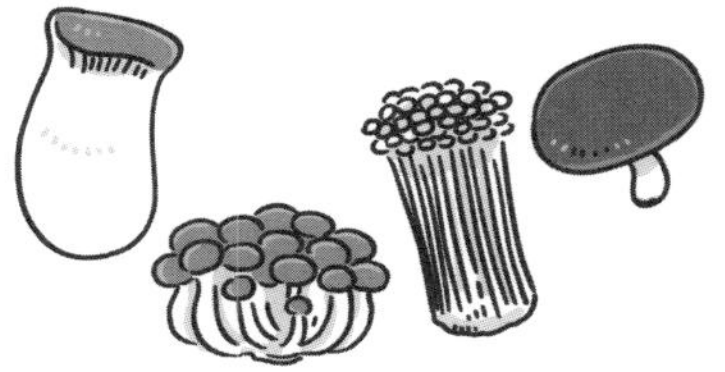

しめじ、えのきたけ、エリンギ、なめこ、しいたけ……どれも食物繊維豊富で手に入りやすい。いろいろな料理に組み合わせて積極摂取を。

4位 海藻類

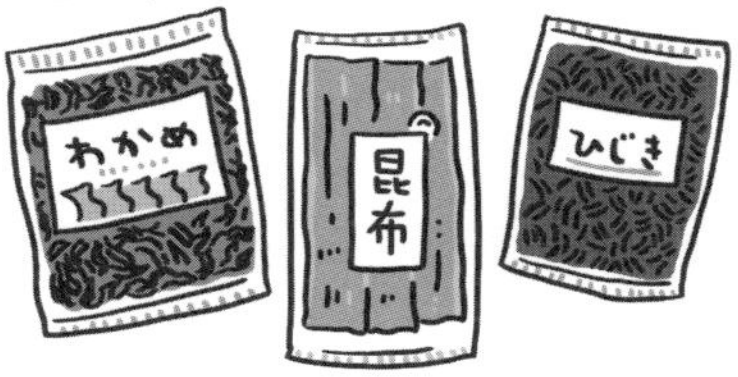

わかめ、もずく、ひじき、めかぶ、昆布……海藻類にも食物繊維がたっぷり含まれる。サラダや酢の物などで小まめに摂りたい。

5位 納豆

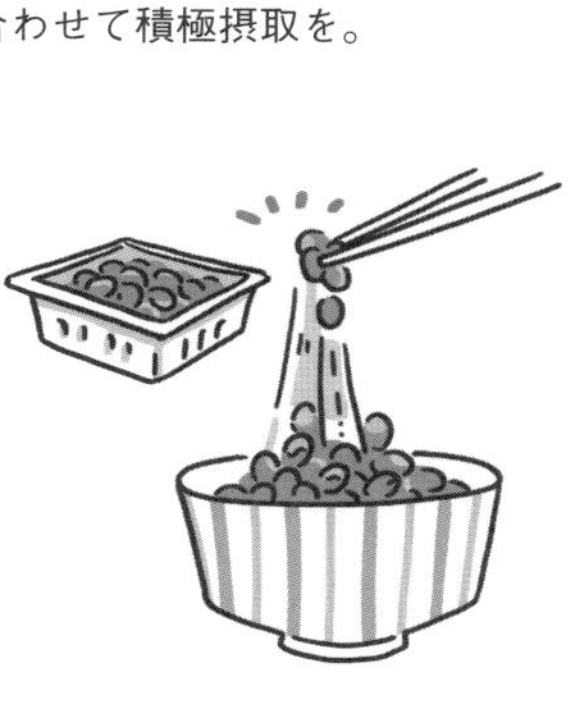

大豆製品も食物繊維が豊富。とりわけ納豆は発酵食品であり、あのネバネバの一粒一粒にヤセ菌がよろこぶ成分がたっぷり詰まっている。

ヤセ菌がつくる「短鎖脂肪酸」は、脂肪を減らす天然のやせ薬！

○全身を巡って脂肪量をコントロール

内臓脂肪を減らすのに短鎖脂肪酸がどれほど重要な働きをしているのか、ここで簡単にチェックしておきましょう。

そもそも短鎖脂肪酸は、酢酸《さくさん》、酪酸《らくさん》、プロピオン酸などの有機脂肪酸の総称です。酢酸と言えば、イコール「お酢」ですので、腸内で生産される「お酢の仲間」くらいに考えておけばいいでしょう。

短鎖脂肪酸は、「腸内フローラの働きを高める」「蠕動《ぜんどう》運動を高める」「腸粘膜のバリア機能を高める」など、腸の健康維持に欠かせない働きをしています。ただ、その働きは腸内にとどまりません。腸粘膜から吸収された短鎖脂肪酸は、血液中に入り、体中を巡ってさまざまな活躍をしているのです。

たとえば、血流に乗った短鎖脂肪酸が脂肪細胞に行き着くと、それを合図に脂肪の取り込みが抑えられます。脂肪細胞には短鎖脂肪酸をキャッチする受容体がついていて、短鎖脂肪酸が到来すると、「これ以上脂肪を取り込むのをやめろ！」という号令がかけられる仕組みになっているのです。

また、短鎖脂肪酸をキャッチする受容体は自律神経にも存在しています。そして、血流に乗って短鎖脂肪酸が到来すると、自律神経が興奮し、代謝活動を高めて脂肪燃焼を促進させるように働くのです。言わば、「もっと脂肪を燃やしてエネルギーを消費しろ！」という号令がかかるわけですね。

このように、**短鎖脂肪酸は、わたしたちの体内脂肪量のコントロールに非常に重要な役割を担っている**のです。

私は、短鎖脂肪酸は、体内の脂肪を効率よく減らしてくれる「天然のやせ薬」のような

短鎖脂肪酸が増えると脂肪が落ちやすくなる理由

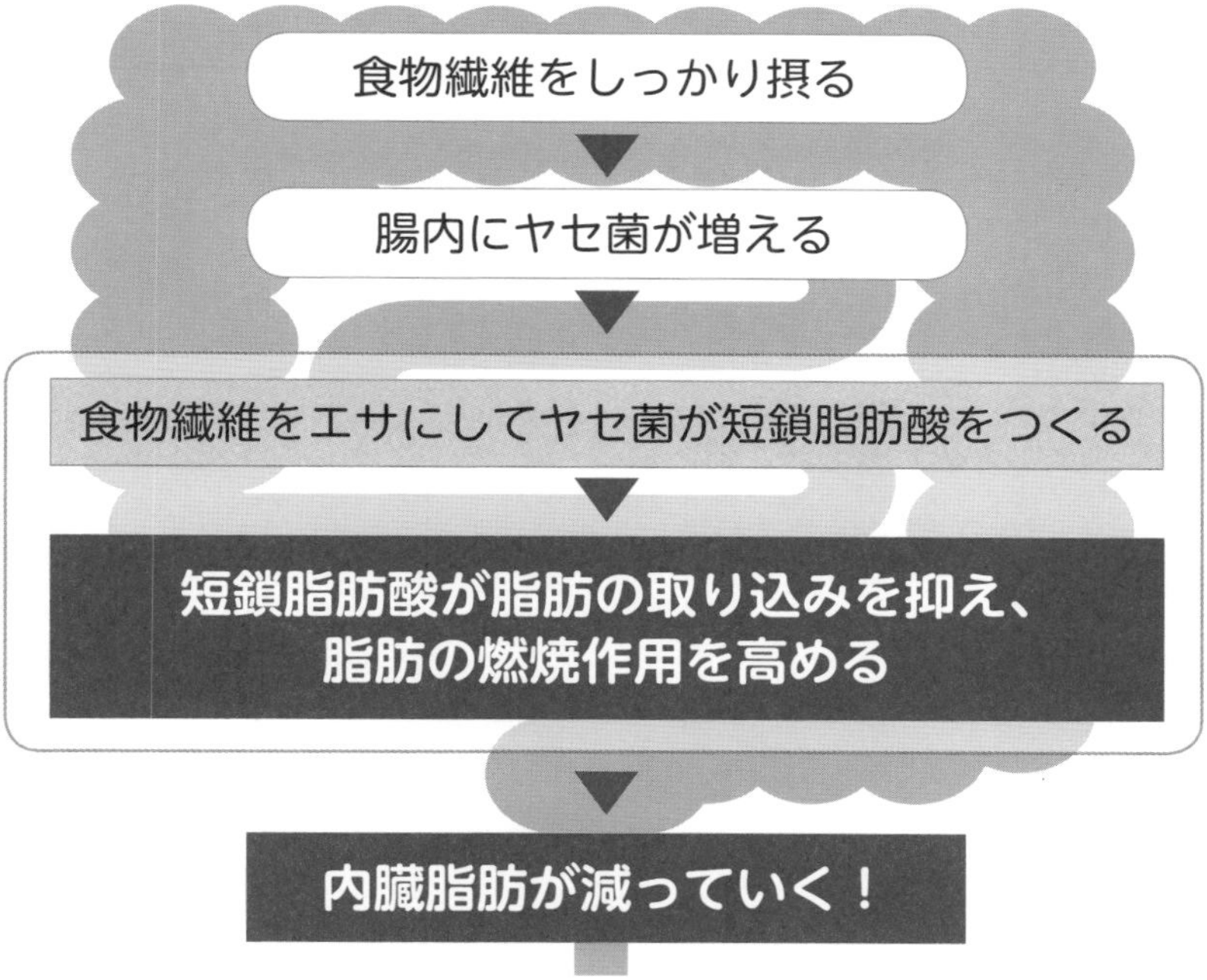

存在だと思っています。脂肪細胞に働きかけて脂肪の取り込みを抑えつつ、自律神経に働きかけて脂肪燃焼を高めているわけですから、これほど効く「やせ薬」は他にないと言ってもいいかもしれません。

　しかも、この「やせ薬」は、とりわけおなかの内臓脂肪を減らすのに大きな力を発揮すると考えられます。すなわち、**普段から食物繊維を摂ってヤセ菌を増やしていれば、短鎖脂肪酸の力がいかんなく発揮され、内臓脂肪が落ちやすい体内環境をつくっていくことができる**。そして、その「いい流れ」ができれば、そうがんばらずとも、無理なく自然におなかが凹むようになっていくわけです。

POINT

短鎖脂肪酸の「天然のやせ薬」の力を引き出せば、そうがんばらずとも内臓脂肪を落としていける。

「酢」＋「水溶性食物繊維」で短鎖脂肪酸がパワーアップ！

短鎖脂肪酸を増やす「最強タッグ」

短鎖脂肪酸は、ダイエットを強力に後押ししてくれるスーパーマン。では、短鎖脂肪酸を増やすには、どんなかたちで食物繊維を摂るのがベストなのでしょう。

その答えは「水溶性食物繊維とお酢を組み合わせたメニュー」です。

そもそも、食物繊維には「不溶性食物繊維」と「水溶性食物繊維」とがあります。不溶性食物繊維は水に溶けず、腸内でふくらんで蠕《ぜん》動《どう》運動を刺激する働きをします。

一方、水溶性食物繊維は水に溶けて、腸内の食べ物を包み込んで余分な糖や脂を吸着する働きをします。また、水溶性には発酵性があり、その発酵した繊維が善玉菌やヤセ菌のエサとなるのです。ですから、不溶性も水溶性も両方大事ではあるものの、こと短鎖脂肪酸を増やしたいなら、水溶性にウェイトを置いて摂るのがおすすめとなるわけです。

そして、水溶性食物繊維にぜひプラスしたいのがお酢です。お酢（酢酸）は短鎖脂肪酸そのもののようなものであり、これを直接口から摂取すると、腸内の短鎖脂肪酸の力がグッと高められるのです。

この2つを組み合わせて摂ると、**お酢がカンフル剤のように働いて短鎖脂肪酸のパワーを高め、水溶性食物繊維はそのパワーを生かしながら長く腸にとどまって短鎖脂肪酸を出し続けていく**ことになります。まさにこの組み合わせは、たくさんの短鎖脂肪酸を生み出す「最強タッグ」と言っていいでしょう。

POINT

短鎖脂肪酸を効率よく増やすなら、水溶性食物繊維にお酢を組み合わせたメニューがおすすめ。

短鎖脂肪酸を効率よく増やすベスト・メニュー

酢 ……… 一気に短鎖脂肪酸の力を上げるカンフル剤のような存在

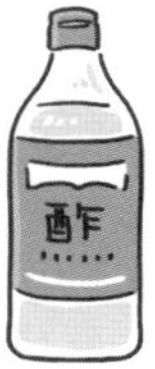

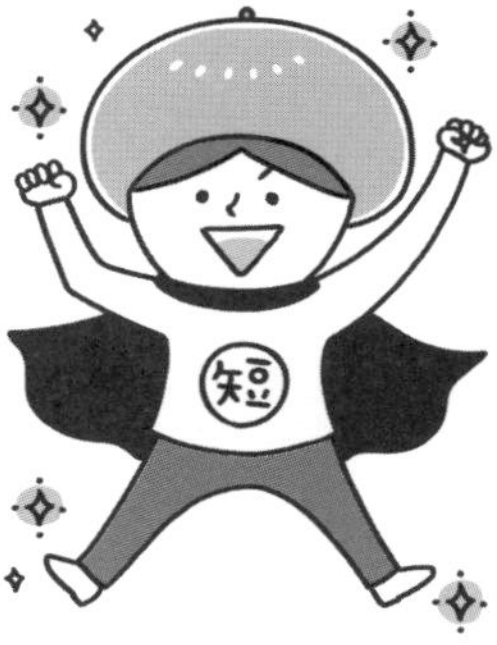

＋

水溶性食物繊維 ……… 長く腸にとどまって短鎖脂肪酸を出し続ける燃料のような存在

野菜類	キャベツ、にんにく、オクラ、ヤマイモ
きのこ類	なめこ、えのきたけ、しめじ、しいたけなど
海藻類	もずく、ワカメ、めかぶ、昆布など
その他	豆類（納豆など）、アボカド、ゆず、こんにゃく、寒天など

＝

短鎖脂肪酸が増える！

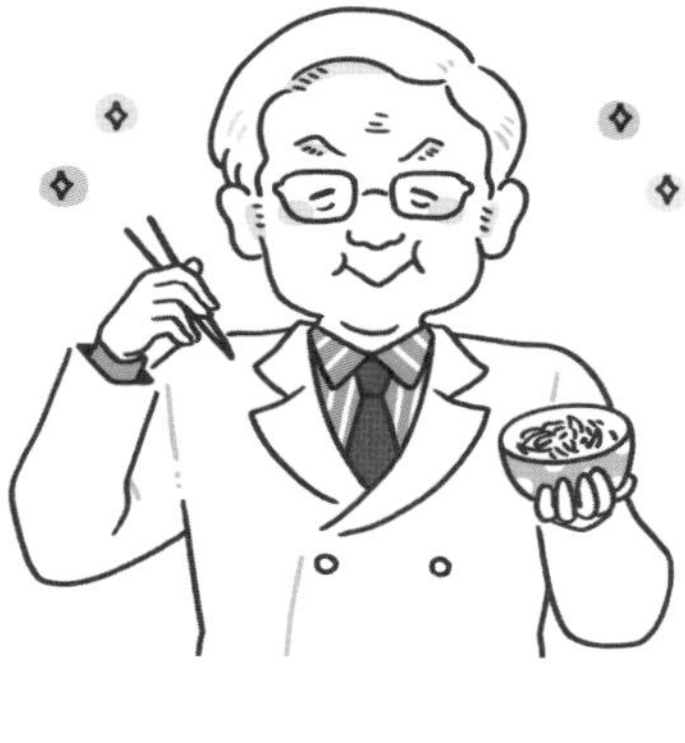

酢キャベツやもずく酢、なめこ酢など、野菜・きのこ類・海藻類とお酢を組み合わせたメニューを積極的に摂るのがおすすめ。

見るだけ

解説

ヤセ菌が増えると、内臓脂肪が落ちやすい体内環境になる

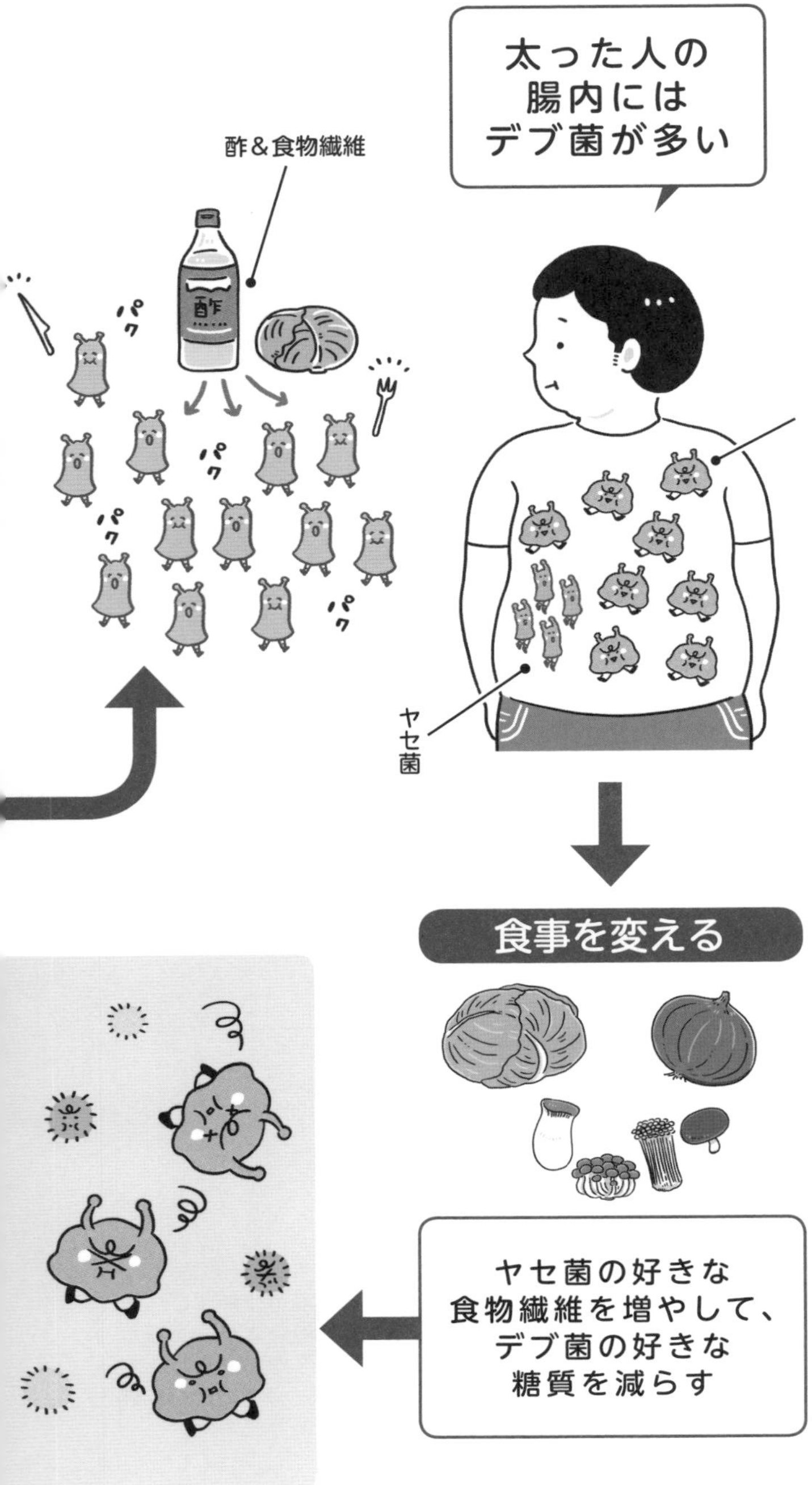

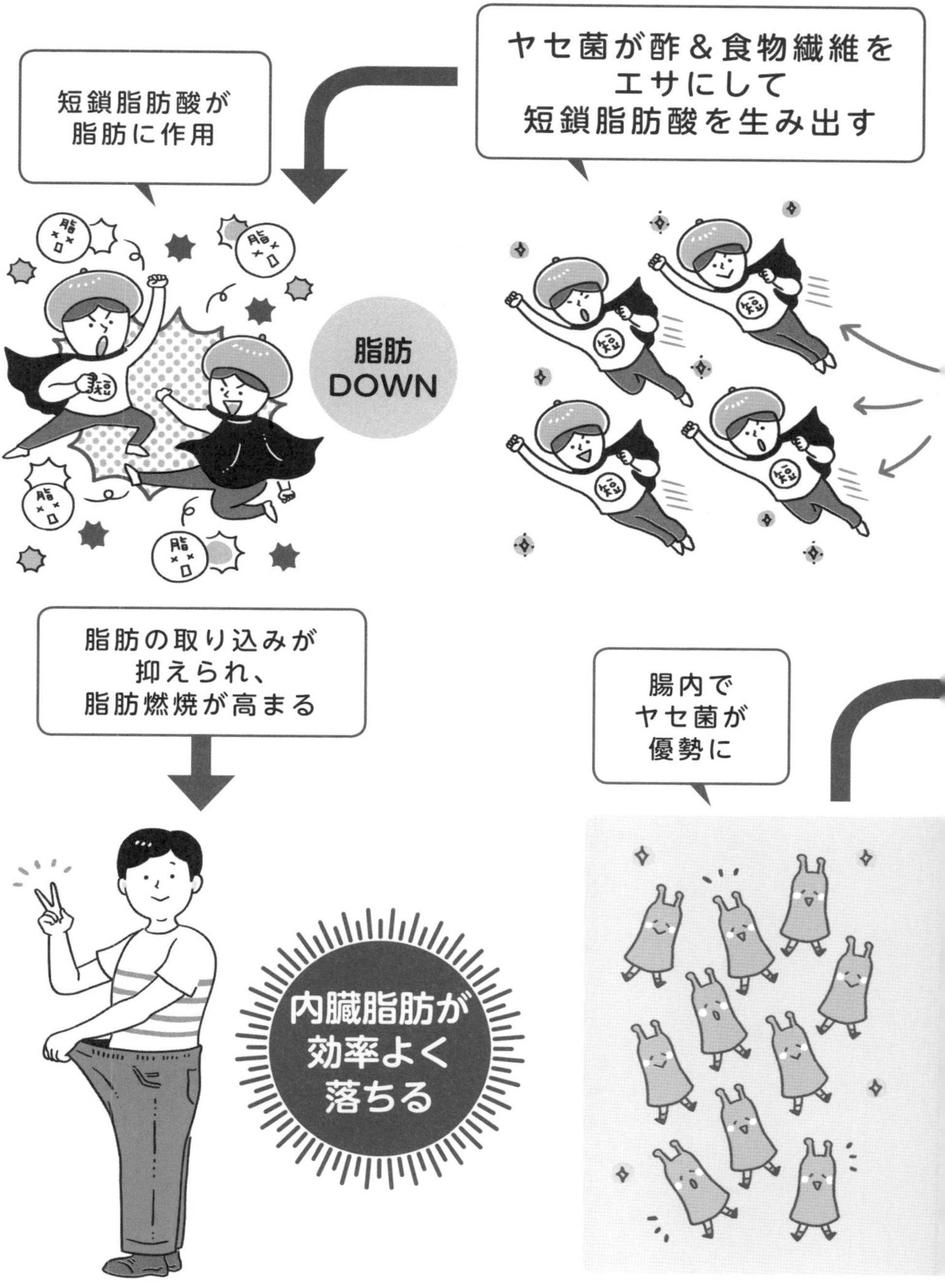
腸内で
ヤセ菌が
優勢に
ヤセ菌が酢＆食物繊維を
エサにして
短鎖脂肪酸を生み出す
短鎖脂肪酸が
脂肪に作用
脂肪
DOWN
脂肪の取り込みが
抑えられ、
脂肪燃焼が高まる
内臓脂肪が
効率よく
落ちる

2週間でヤセ菌がグンと増え、内臓脂肪がごっそり落ちていく！

○ヤセ菌勢力が優勢になるとやせ始める

デブ菌とヤセ菌は、腸の中で常に勢力争いをしています。デブ菌が増えればヤセ菌が減り、ヤセ菌が増えればデブ菌が減って、互いに張り合いつつ勢力を拡大したり縮小させたりしているのです。

先にも述べたように、勢力拡大・縮小に直結するのは、彼らの求めるエサがどれだけ入ってくるか。だから、デブ菌のエサとなる糖質を減らし、ヤセ菌のエサとなる食物繊維をたくさん摂るようにしていれば、着実に勢力図が変わり、デブ菌が減ってヤセ菌が増えるようになっていくわけです。

本書では、**デブ菌を減らすために「ゆるい糖質制限」を行ない、ヤセ菌を増やすために「食前酢キャベツ」を摂る**ようにして、腸内の勢力図を変えていきます。これを日々続けていけば、少しずつデブ菌が減っていき、代わりにじわじわとヤセ菌が増えてくるようになるはずです。

個人差もありますが、「ゆるい糖質制限&食前酢キャベツ」によるダイエットをスタートすると、だいたい2週間目あたりで菌交代が起こり、腸内でヤセ菌勢力が過半数を占めるようになります。そして、この頃から徐々に体重が落ち始めるはずです。**ヤセ菌がさかんに短鎖脂肪酸をつくり出し、短鎖脂肪酸の「脂肪取り込みを抑える作用」や「脂肪燃焼を高める作用」が働いて、おなかの内臓脂肪が着実に減り始める**のです。

体重が落ちるスピードは人によって違いますが、3kg、4kgくらいは、わりとすぐに落ちるはずです。もちろん、体重が減るとともに、ぽっこりとしたおなかも徐々に凹んでいくことでしょう。

糖質オフ＆腸活のダブル効果でヤセ体質に変わる！

デブ菌を減らすには…

▼

糖質を減らす必要アリ

▼

制限にはストレスのたまらないゆるやかさが必要

▼

ゆるい糖質制限

＆

ヤセ菌を増やすには…

▼

食物繊維を増やす必要アリ

▼

「酢」と「水溶性食物繊維」の組み合わせがいい

▼

食前酢キャベツ

また、1か月、3か月、半年と継続して行なっていけば、10kgくらい落とすことも可能です。ただ、このダイエットはがんばらずに無理なく落としていくのが基本スタイルなので、あまり焦らずに長いスパンで少しずつ落としていくことをおすすめします。先にも述べたように、ダイエットは大ホームランを狙うよりも、日々着実にシングルヒットを積み重ねていくほうがいいのです。

きっと内臓脂肪が減ってくれれば、血圧や血糖、中性脂肪などの検査値もよい方向へと向かうことでしょう。ぜひみなさん、このダイエットで内臓脂肪を落とし、ご自身の健康をしっかり回復させていくようにしてください。

POINT

2週間目あたりから体重が落ち、3kg減、4kg減くらいは、無理をせずとも着実に達成できる。

第1章のまとめ

1 ＞ 内臓脂肪は健康を脅かす元凶。血圧や血糖が上がって病気リスクが増すのも内臓脂肪のせい。

2 ＞ 内臓脂肪が増える原因は糖質の摂りすぎ。ただ、「厳しい糖質制限」はストレスがたまってリバウンドしやすい。「ゆるい糖質制限」がおすすめ。

3 ＞ やせるか太るかは腸内細菌次第。デブ菌が多いと太り、ヤセ菌が多いとやせやすくなる。

4 ＞ 食物繊維を多く摂っていると、腸内にヤセ菌が増えて短鎖脂肪酸がつくられる。この短鎖脂肪酸が内臓脂肪を減らす働きをしてくれる。

5 ＞ デブ菌を減らしてヤセ菌を増やすには、「ゆるい糖質制限＋食前酢キャベツ」を実践するのが最適。

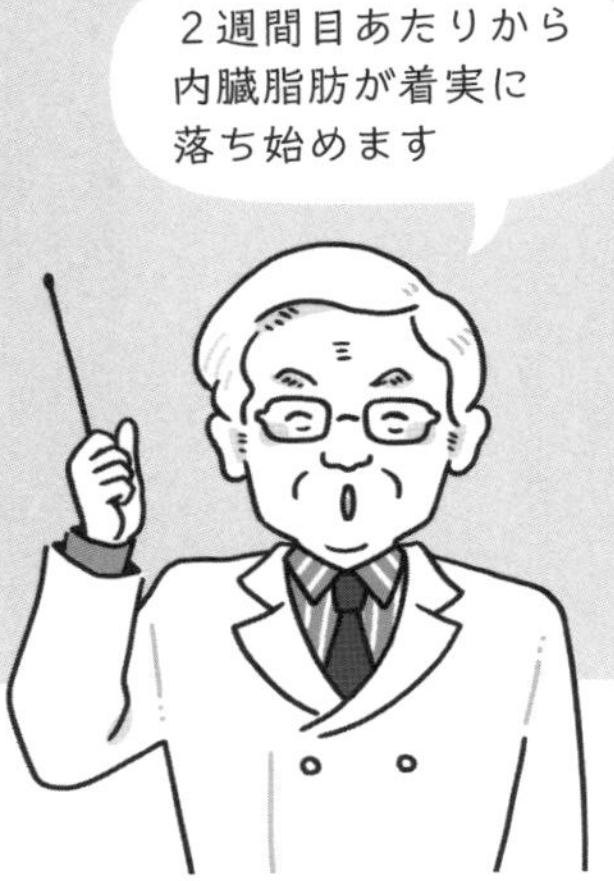

第2章

▼2週間でやせ体質に！

「ゆるい糖質制限＆食前酢キャベツ」なら誰でも無理なくやせられる

「ゆるい糖質制限＆食前酢キャベツ」は、効率よくやせる最強の組み合わせ

○最小限の労力で着実に結果を出せる

　この章では、「ゆるい糖質制限」と「食前酢キャベツ」について、それぞれ細かく見ていきましょう。そして、このダイエット法がいかにすばらしいものであるかを説明していきたいと思います。

　先にも述べたように、私は「我慢を強いるダイエットは絶対に成功しない」と考えています。「カロリー制限」にしろ「厳しい糖質制限」にしろ、「あれも食べちゃダメ」「これも控えなくてはダメ」と、我慢を強いられると否応なくストレスがたまります。そして、ストレスを辛抱しきれずにドカ食いしてしまえば、あえなくリバウンド……。だから、ダイエットは「我慢やストレスを感じることなく、無理なく続けられるもの」であることが絶対条件なのです。

　その点、「ゆるい糖質制限」と「食前酢キャベツ」の組み合わせは、我慢も必要ないし、ストレスをためることもありません。いま一度確認しておくと、このダイエットの決まりごとは、たったの2つです。

▼白米・パン・麺類などの精白された炭水化物を控える
▼食前に小鉢1杯の酢キャベツを食べる

　基本的に、これさえ守っていれば、あとは自由。この「縛りの少なさ」と「自由度の高さ」なら、「いままで通りの食事にほんのひと工夫を加える」程度の気軽な感覚で実践できるはず。すなわち、このように〝ゆるくてハードルが低い〟からこそ、「ストレスがたまる⬇ドカ食い⬇リバウンド」というパターンに陥ることもなく、無理なく続けていくこ

無理なく着実にやせる「藤田式・糖質制限ダイエット」

ゆるい糖質制限 ＆ **食前酢キャベツ**

ゆるい糖質制限 ＝ 白米・パンなどの精白された炭水化物を控えるだけ

食前酢キャベツ ＝ 食前に小鉢1杯の酢キャベツを食べるだけ

↓

ずぼらな人、忙しい人、意志が弱い人でも実践できる。しかも、効率よく着実にやせられる

とができるわけです。

おそらく、みなさんの中にはこれまで幾度となくダイエットに失敗してきた人もいらっしゃると思います。仕事が忙しくて到底続けられなかった人、ずぼらな性格で中途で投げ出してしまった人、意志が弱くて数日しか持たなかった人……でも、これなら、挫折することなく続けていけるでしょう。

そして、日々続けるとともに、着実にやせていくことができるはず。「ゆるい糖質制限」と「食前酢キャベツ」によるダイエットは、**「ごくわずかな労力」で「とてもうれしい結果」を着実にもたらしてくれる最強の組み合わせ**なのです。

POINT

ダイエットはゆるさとハードルの低さが大切。ストレスがかからなければ、リバウンドすることもない。

50歳を過ぎると、炭水化物がいらない体に変わる

○体が「長生きモード」に切り替わる

私は、どんな人も50歳を過ぎたなら「ゆるい糖質制限」を実践すべきだと考えています。なぜなら、人の体は50歳を過ぎたあたりから炭水化物が不必要になるから。これについて少し解説しておきましょう。

そもそも、人間の体には生きるエネルギーを生成するために「2つのエンジン」が搭載されています。それが**「解糖《かいとう》エンジン」**と**「ミトコンドリアエンジン」**。そして、50歳前後になると、メインに使われるエンジンを切り替えなければいけないのです。

若いうちにメインに使うのは解糖エンジン。これは、酸素を使わず、糖質を分解することでエネルギーを生み出すシステムです。このシステムは、一気に大きな力を生み出せるのが特徴で、仕事などでさかんに活動したり、子づくりや子育てで忙しかったりする時期は、この力が必要となります。だから、20代、30代はもちろん、40代くらいまでは、ごはんなどの炭水化物を食べつつ、解糖エンジンを働かせてもいいのです。

ところが、**50歳くらいになると、ミトコンドリアエンジンをメインに使うほうが体のエネルギー・システムが都合よく回る**ようになってくるのです。

ミトコンドリアエンジンは、糖質を必要とせず、酸素を使いながら効率よくエネルギーを生み出していくシステム。解糖エンジンが大きな力を生むのに対し、こちらは一度に生み出す力は小さく、省エネで長持ちするのが特徴です。50代になると、たいていの人は仕事や子育てもおおむね一段落し、だんだん「残りの人生を健康に長生きしていこう」という長期安定モードに入ってきます。つまり、そ

人には2つのエンジンが搭載されている

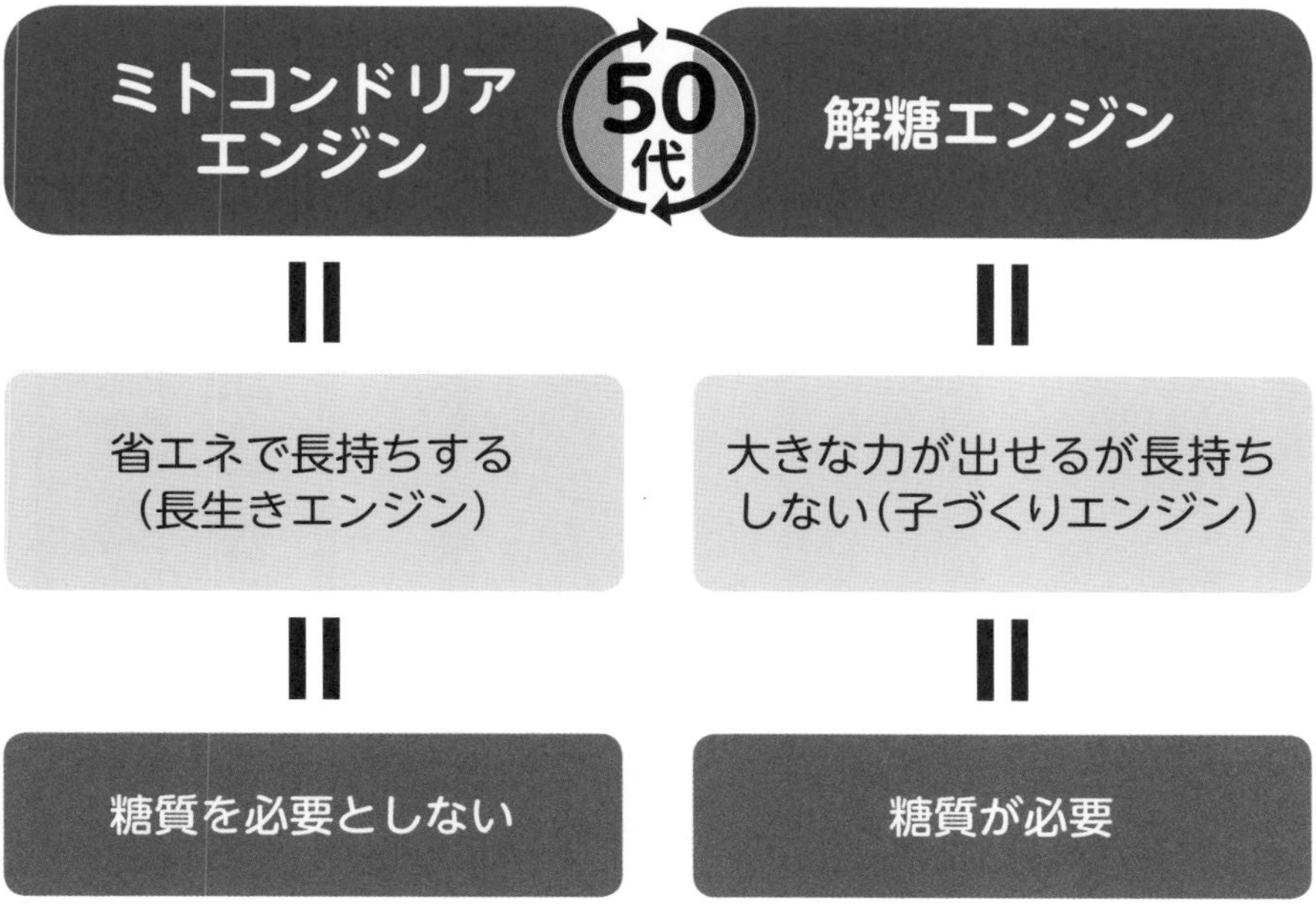

ういうふうにいつまでも体を長持ちさせていくには、ミトコンドリアエンジンを稼働させるほうが都合がいいのです。

そして、ミトコンドリアエンジンをメインに働かせていれば、糖質を摂る必要はありません。しかも、50歳を過ぎてエンジン・システムを切り替える時期になったのにも関わらず、若い頃と同じように炭水化物をたくさん摂って解糖系を稼働させていると、肥満になったり病気リスクがアップしたりと、さまざまな問題が起こりがちになります。

だから、50歳を過ぎたなら、「ゆるい糖質制限」を始めて、少しずつ炭水化物に距離を置くようにしていくべきなのです。

POINT

体のエネルギー生成システムは、50歳前後に切り替えるべき。そのためにも「ゆるい糖質制限」が必要。

見るだけ
解説

50歳前後はエネルギーの転換期 糖質の摂り方で老化&健康リスクが決まる

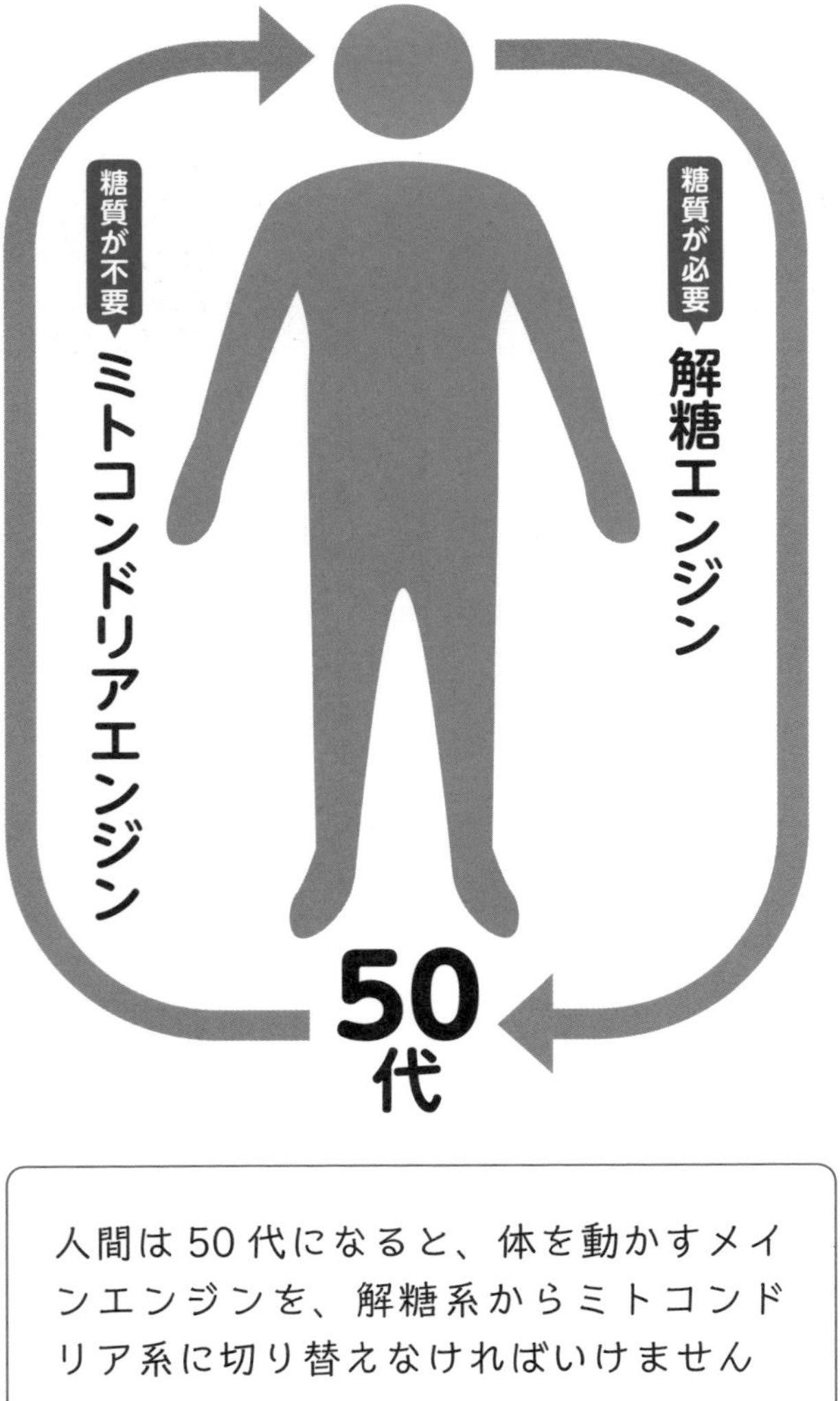

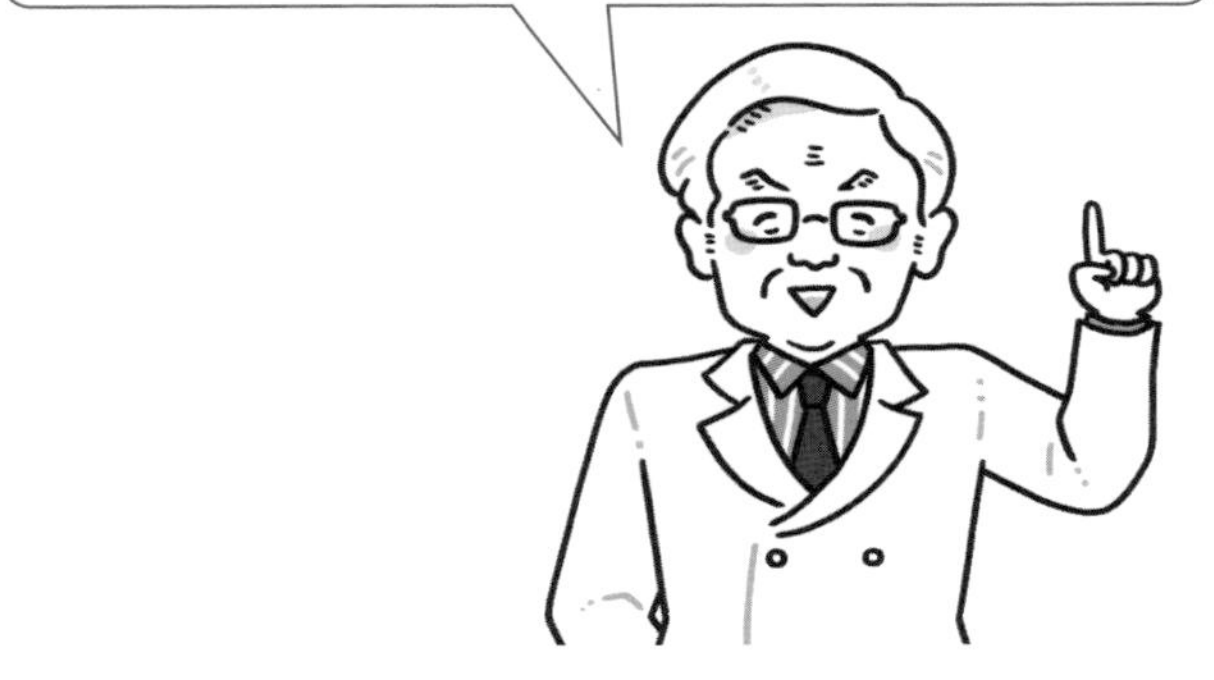

ミトコンドリアエンジンは糖質不要。50歳以降の健康は、糖質を多く摂るか摂らないかがカギとなる

いつまでも糖質を摂っていると…

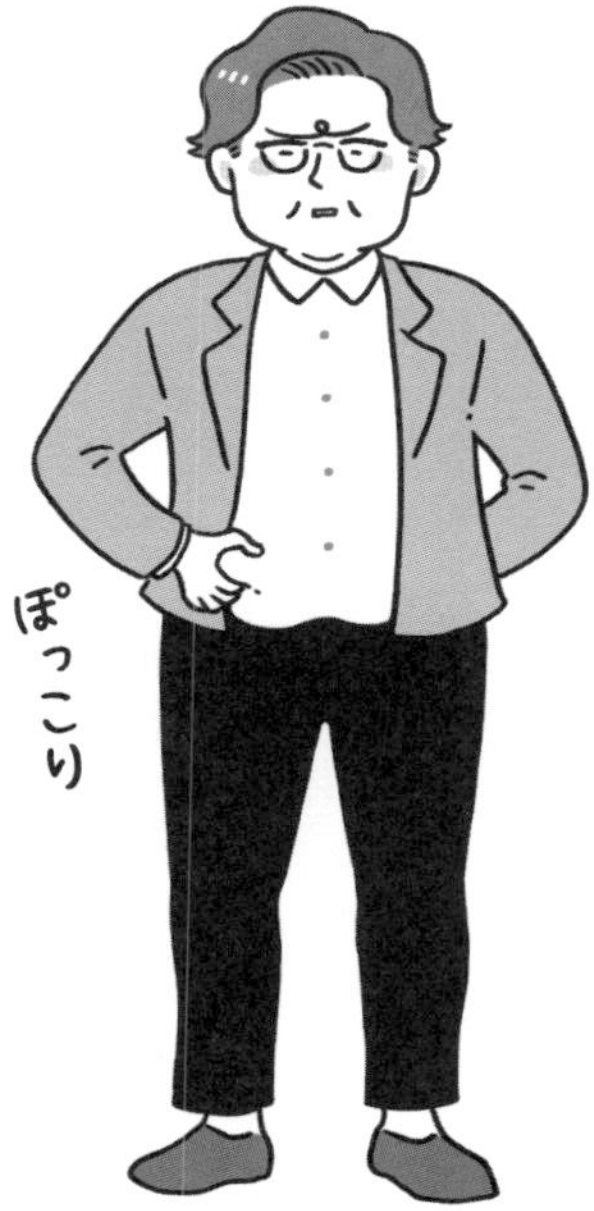

✕ 中年太りが加速

✕ 生活習慣病に…

エネルギー過多になって肥満に。また、活性酸素が増えて老化や病気のリスクが上昇

糖質摂取を控えると…

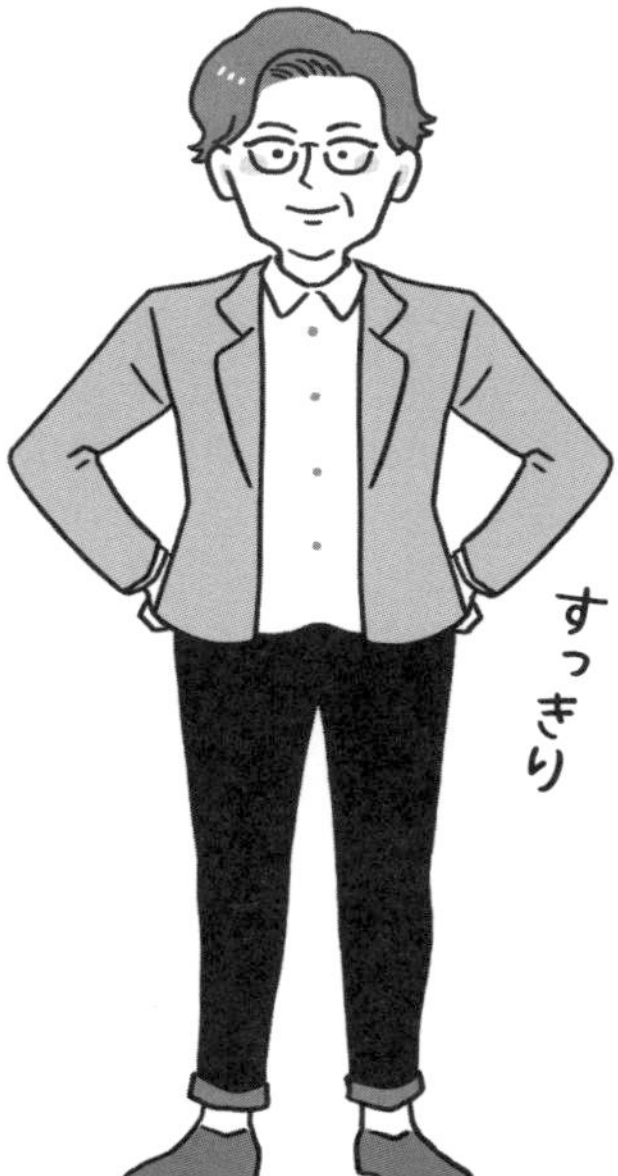

〇 適正体重を維持

〇 健康長寿を実現

ミトコンドリアエンジンがしっかり稼働して、省エネで持続的に体を動かせるようになる

ゆるい糖質制限がいい理由②

「白い炭水化物」を できる範囲で控えるだけでＯＫ！

○「隠れ糖質」は気にせずに食べてＯＫ

「ゆるい糖質制限」では、精白されたごはんやパンなどをできるだけ控えるようにします。〝できるだけ〟の制限の仕方は、人それぞれ可能な範囲で行なえばＯＫ。「３食のごはんを３分の１にして、その分おかずを多く食べる」という人もいますし、「朝食と昼食は炭水化物抜きにする」「朝食、昼食は普通に食べて、夕食だけ白いごはんやパンを食べないようにする」という人もいます。

なお、先にも述べたように、精白されてさえいなければ炭水化物を食べても構いません。ごはんは五穀米や玄米ならＯＫですし、パンは全粒粉パンならＯＫ。麺類は十割そばであればＯＫです。最近はスーパーやコンビニでもこうした「精白していない炭水化物」が売られるようになってきています。ですから、自宅で食事する際には、こうした商品をうまく利用していくのもいいでしょう。

また、近頃は外食でも糖質オフメニューを打ち出す店が増えているので、何を食べるかで苦労することも少なくなってきました。これについては、後ほど改めて紹介しましょう。

それと、**「ゆるい糖質制限」のターゲットはあくまで白い炭水化物だけ**です。だから、じゃがいもやコーン、ポテトサラダ、餃子の皮、てんぷらの衣など、いわゆる**「隠れ糖質」の類は、大量でなければ食べてもＯＫ**。とにかく、白いごはんやパンはできるだけ控える――「ゆるい糖質制限」でやるべきことは、ただそれだけでいいと思ってください。

POINT

やるべきはただひとつ。自分のできる範囲で可能な限り「白いごはんやパン」を食べないようにする。

「ゆるい糖質制限」を行なう際の チェックポイント

制限すべきターゲットは、「白い炭水化物」のみ

「とにかく、白い炭水化物は極力控える」――そう頭に入れておいて、日々実践していけばＯＫ。それだけでもかなりの量の糖質が減って、大きなダイエット効果が得られるはず。

五穀米や玄米、全粒粉パン、十割そばなど、「茶色の全粒穀物」は食べてもＯＫ

五穀米、玄米、全粒粉パンなど、〝茶色系の炭水化物〟は量が多くならなければ、食べてもＯＫ。糖質好き、炭水化物好きの人は、これらを選べば、ほぼいつも通りの食事を続けられるはず。

精白された炭水化物以外の「隠れ糖質」は、量さえ気をつければ食べてＯＫ

てんぷらの衣や餃子の皮などの細かい糖質をいちいち気にしていたらキリがない。こうした「隠れ糖質」は、量が多くならなければ食べてもＯＫ。

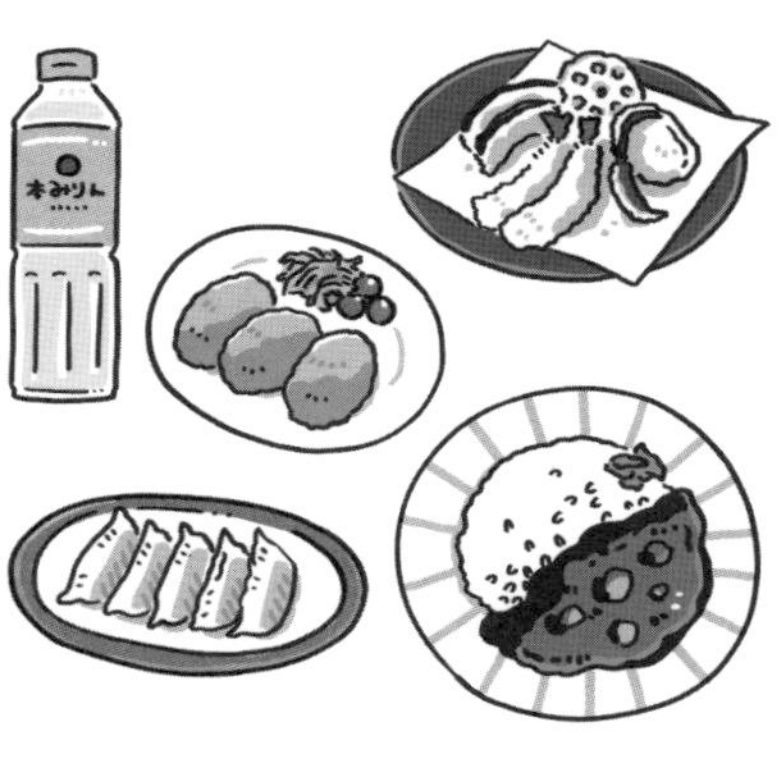

厳しく制限するよりも、甘く行なうほうが成功しやすい

○「今日だけ特別……」も全然ＯＫ！

私は、糖質制限を成功させるいちばんの秘訣は「完璧を求めないこと」だと思っています。私は糖質制限を長年続けてきていますが、その経験から見ても、自分に厳しく行なうよりも、自分に甘く行なうほうがいいのです。

それに、「どうしても白いごはんやパンを食べざるを得ないシチュエーション」も少なくありません。たとえば、私の場合、地方講演などで食事に招かれて土地の名物のごはんを出されることがあります。こういうときに食べなかったら、相手の方に失礼ですよね。

こんなときは、おいしくいただくべき。多少ごはんを残しても構いませんが、それも食事を提供してくれている人や食事を共にしている人に失礼のない範囲にすべきでしょう。

なお、サラリーマンであれば、上司から食事やお酒をおごってもらったり、夕食で取引先から接待を受けたりといったように、「自分は白い炭水化物は食べません」と言えないシチュエーションのときも多いですよね。そういう「不可抗力」が働いているときも、無理をせずに〝今回は食べてもいいことにしよう〟と思えばいいのです。

あと、「今日だけは特別にＯＫ」という柔軟な姿勢を持つことも大切。糖質制限を続けていれば、「今日はどうしてもラーメンが食べたい」「（旅先で）このご当地グルメを楽しまなかったらきっと後悔する」「このスイーツをほんの一口でいいから食べたい」といったときがあるもの。そんなときも、「たまにはちょっと自分を甘えさせてもいいか」というくらいに柔軟に考えて、控えめに食べればいいでしょう。

ただ、もちろん自分を甘えさせてばかりで

ゆるい糖質制限が長続きするポイント

チェック　**完璧を求めない**

チェック　**「特別に食べてＯＫ」という日があってもいい**

チェック　**自分の意思で調整できるときはしっかり減らす**

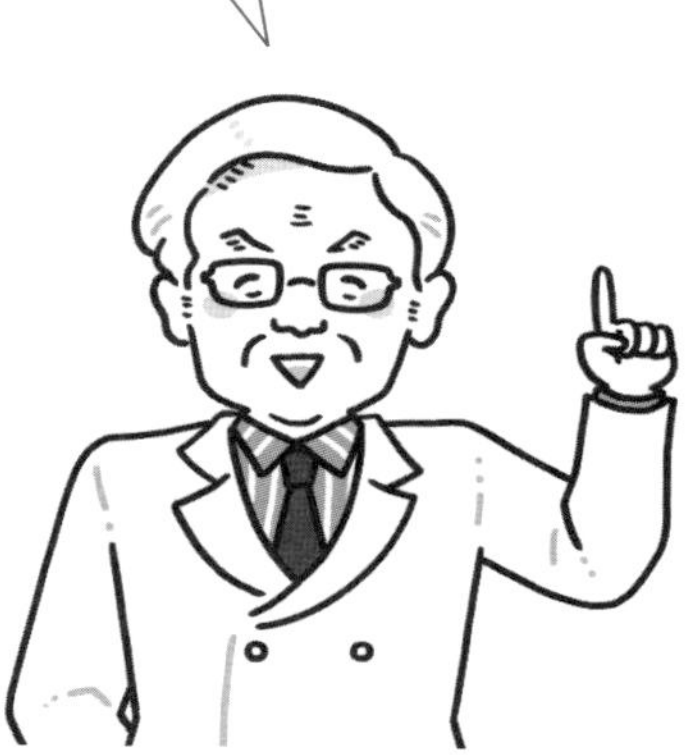

はダイエットになりません。私は、「自宅で食べるとき」をはじめ、自分の裁量で何を食べるかを自由に決められるシチュエーションのときは、できるだけ「白い炭水化物」の摂取を少なくするといいと思います。普段から、**〝自分の意思で調整できるときは、しっかり減らす〟**と心がけるだけでも、日々積み重なれば十分な効果を上げられるはずです。

要するに、大切なのはメリハリ。何事も、日々やるべきことを行ないつつも、適度に自分を甘えさせていくような「ゆるさ」があるほうが挫折せずにいい結果につながるもの。ダイエットでは、そんな「ゆるさのメリット」をうまく生かしていくことが肝心なのです。

POINT

「これじゃ自分に甘すぎるかな」というくらいの姿勢のほうが、結果的に長く続けられてうまくいく。

キャベツは食物繊維の王様であり、最強のダイエット食！

○抗酸化力が高く、がん予防にも有効

私は、キャベツは食物繊維の王様だと考えています。**キャベツには水溶性食物繊維と不溶性食物繊維がバランスよく含まれていて、これらが腸に入るとヤセ菌のエサとなり、さかんに短鎖脂肪酸が生み出されます**。その短鎖脂肪酸が内臓脂肪を減らすのに重要な働きをすることは先にご説明しましたね。

でも、それだけではないのです。キャベツはたいへん抗酸化作用の高い野菜です。その高さは、全食材の中でもニンニクに次いでナンバー2。ニンニクは一度にそうたくさん食べることはできないので、「事実上のナンバーワン」と言ってもいいでしょう。

抗酸化力が高いと、体内の活性酸素の働きが抑えられます。よく知られるように、活性酸素は細胞を劣化させて老化を促進する元凶。がんや動脈硬化などの病気を引き起こす原因となることも分かっています。ですから、日々キャベツを摂っていれば、老化を防いだり、がんなどの病気を予防したりすることにもつながるわけです。

また、キャベツに多く含まれるビタミンUには、胃腸の粘膜を保護・修復する働きがありますし、ビタミンC、ビタミンK、カルシウムなどの成分も豊富です。それに、ダイエットの点では、量をたくさん食べられて腹持ちがいいのも助かりますし、腸内でふくらんで蠕動《ぜんどう》運動を刺激するので便秘解消にも大いに役立ってくれます。

しかも、安価で手に入りやすいのも大きなポイント。そして、こうした数々のうれしい作用をもたらしてくれるキャベツは、まさに「最高のダイエット食」と言っていいのです。

キャベツは健康ダイエットに欠かせない超おすすめのお助け食材

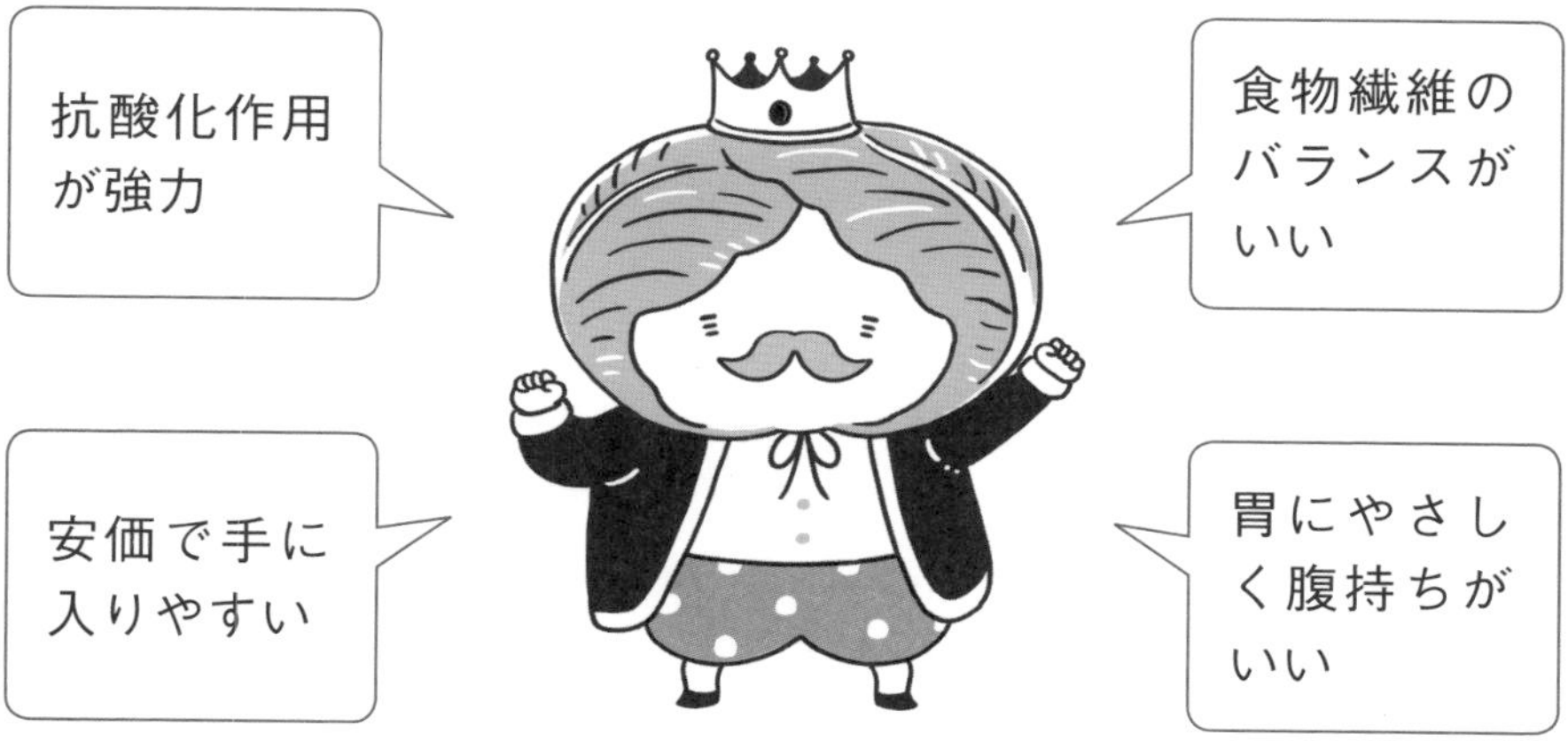

がんを予防する野菜 デザイナーズフード・ピラミッド

がん予防の可能性がある植物性食品
米国国立がん研究所（NCI）の研究より

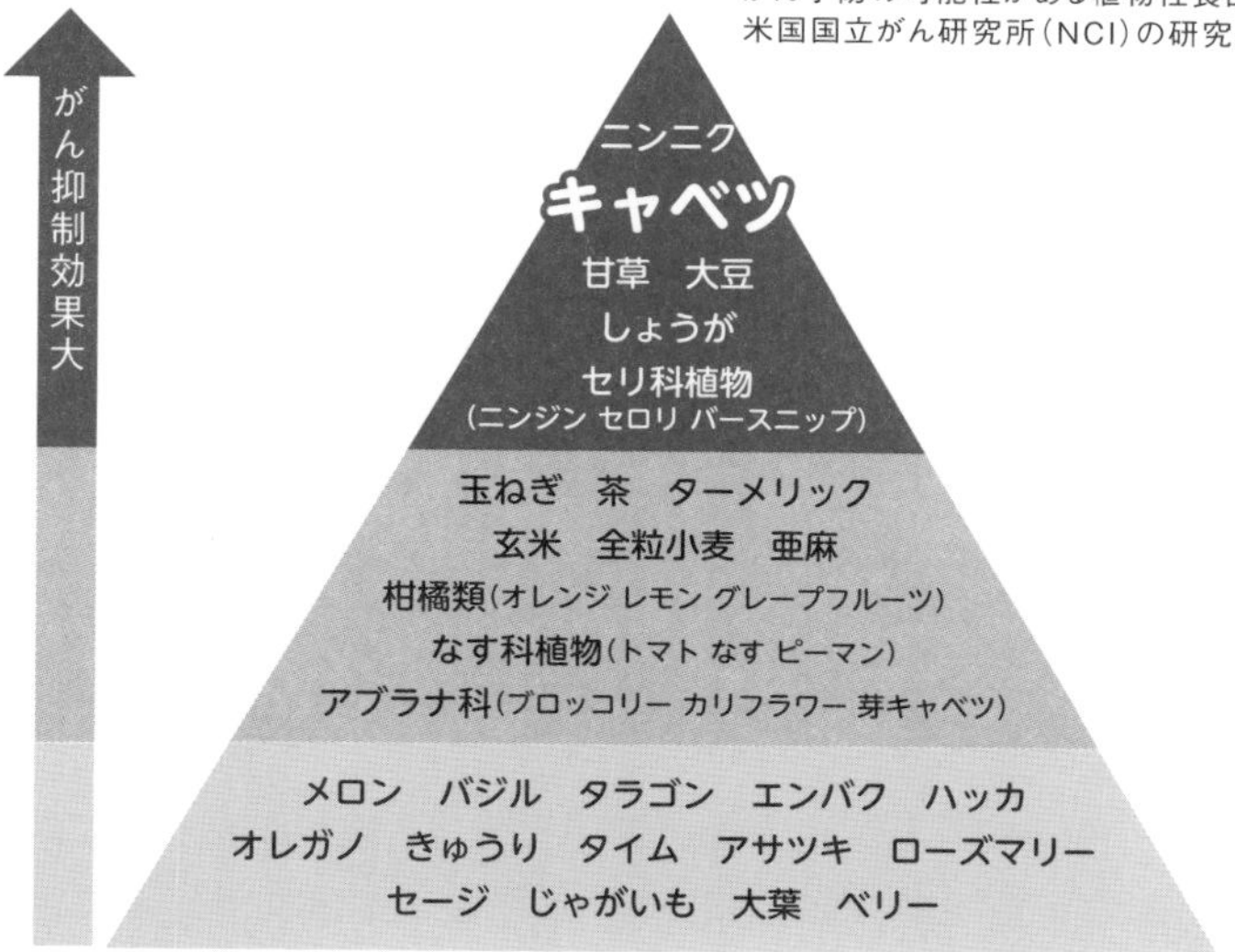

POINT

短鎖脂肪酸、抗酸化作用、ビタミンU……しかも安い。キャベツほどダイエットに適した食べ物はない。

食前酢キャベツがいい理由②

「食前」に食べることで血糖値が上がりにくくなる

胃がふくらんで食べすぎを防ぐ効果も

最近は、「食事の際の『食べる順番』は、野菜やサラダなどの繊維が多いものから先に食べるほうがいい」という健康知識がだいぶ知れ渡ってきたようです。同じように、酢キャベツも「食前」に摂ることで、よりすばらしい効果を発揮します。

ところで、みなさんは、なぜ「食前」がいいのかの理由をご存じですか？

まずいちばん大きな理由は「血糖の急な上昇を抑えられる」という点です。ごはんやパンなどの糖質を最初に食べてしまうと、血糖が一気に急上昇し、それを抑えようとインスリンが大量に分泌されることになります。この状況が続くと、ゆくゆく肥満や糖尿病が進行する原因となるわけですね。

一方、キャベツをはじめ、食物繊維の多い野菜を最初に食べると、血糖上昇が低く抑えられて、インスリンも適切に分泌することになるのです。すなわち、**食前に酢キャベツを摂ることは、血糖コントロールや肥満防止のためにたいへん有益な効果をもたらす食習慣**であるわけです。

それに、食前に酢キャベツを摂ると、小鉢1杯程度（約１００ｇ）でもけっこう胃がふくらむため、早めに満腹感が得られ、食べすぎずに済むようになります。私も長年続けていますが、おかげで食欲が暴走することがなくなり、いつも安定した量の食事を摂れるようになりました。ぜひみなさんも、食前の小鉢1杯でこうした効果を引き出してください。

POINT

食前に酢キャベツを食べると、血糖がなだらかに上昇し、インスリンが正しく分泌されるようになる。

食前酢キャベツによって得られる３つのダイエット効果

食前に酢キャベツを食べる

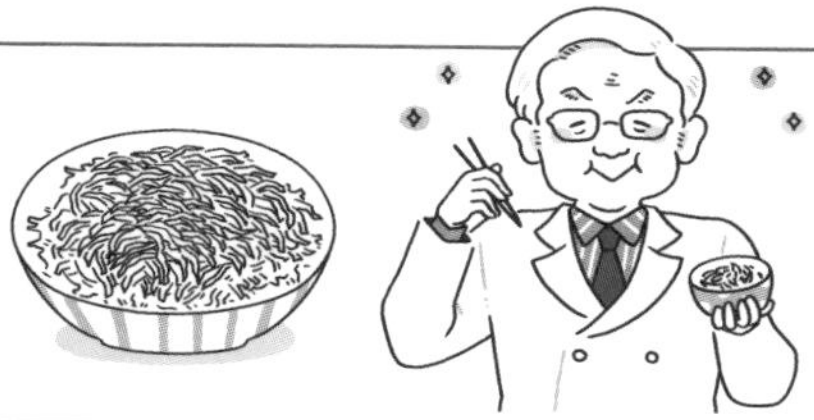

短鎖脂肪酸がつくられる
↓
脂肪蓄積が抑えられ、脂肪燃焼が高まる
↓
内臓脂肪が落ちやすくなる
↓

胃がふくれ、食欲を抑えられる
↓
腸内でふくらみ、蠕動運動を刺激
↓
便秘解消・より快便に
↓

血糖の急上昇を抑えられる
↓
インスリンが正しく分泌される
↓
余分なブドウ糖の脂肪への変換が抑えられる
↓

健康的にやせる！

短鎖脂肪酸の働きで多くの健康効果がもたらされる

○糖尿病、炎症、アレルギーも防ぐ

食前に酢キャベツを摂っていると、腸内にヤセ菌が増えて、さかんに短鎖脂肪酸が生み出されます。じつはこの短鎖脂肪酸は、脂肪を減らすだけでなく、他にも多くの役割を果たし、私たちの健康に貢献してくれているのです。その活躍ぶりをざっとご紹介しておきましょう。

▼腸内フローラを動かすエネルギーになる

100兆個の腸内細菌が活動する「腸内フローラ」は、免疫を維持したりビタミンやホルモンをつくったりする〝腸の工場〟のような存在。短鎖脂肪酸はその工場を動かすエネルギー源となります。また、〝腸の工場〟が調子よく稼働するには、弱酸性環境が適していて、短鎖脂肪酸はそうした腸内環境を整える役割も果たしています。

▼腸粘膜を修復して「腸もれ」を防ぐ

短鎖脂肪酸は、腸壁粘膜の荒れを防いだり、粘膜を修復したりする役割も担っています。なお、近年、腸壁に微小な穴があき、腸内の栄養成分や毒素、細菌などが血液中へ漏れ出す「腸もれ」というトラブルが増えています（欧米では「リーキー・ガット・シンドローム」と呼ばれています）。このトラブルは非常に多くの疾患や不調につながることが指摘されています。すなわち、短鎖脂肪酸は、こうした腸にあいた穴を修復し、「腸もれ」によるトラブルを防いでくれるのです。

▼糖尿病治療薬のような働きをする

短鎖脂肪酸には「インスリン分泌をよくする物質」が出るのを促す働きがあります。この物質は「インクレチン」と呼ばれ、糖尿病治療薬としても使われている成分。つまり、短鎖脂肪酸がたくさんつくられていると、天

食前酢キャベツで短鎖脂肪酸が増えると、こんな健康効果が

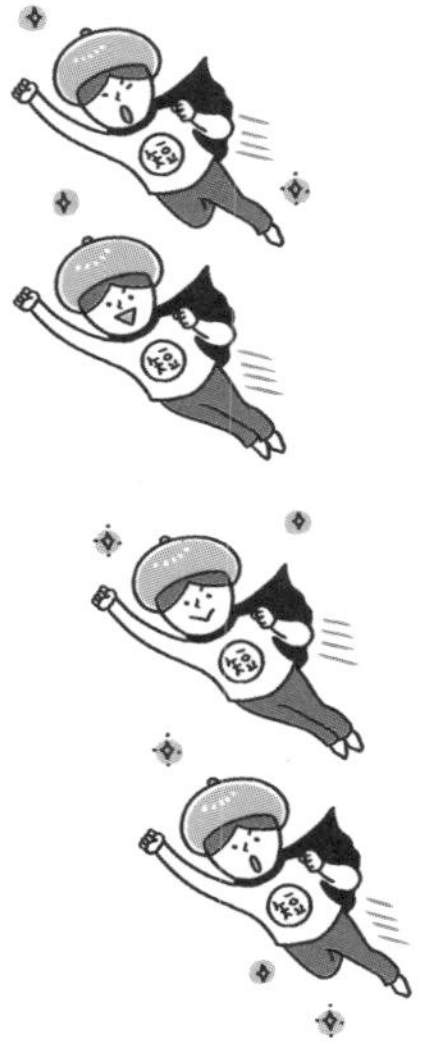

糖尿病を防ぐ

脂肪燃焼を高める

脂肪蓄積を抑える

炎症やアレルギーを防ぐ

腸粘膜を修復する

「腸内フローラ工場」を動かす

然のインクレチンによってインスリン分泌が促され、糖尿病を防ぐのに大いに役立つことになるわけです。

▼炎症やアレルギーを防ぐ

短鎖脂肪酸には、体のあちこちで発生している炎症を抑制する働きもあります。攻撃性の高い白血球をなだめる「Tレグ」という免疫細胞を増やし、異物との闘いによって生じる炎症を収束させるのです。また、この働きによりさまざまなアレルギー症状が起こりにくくなることも報告されています。

お分かりいただけましたか？　このように短鎖脂肪酸は、まるでスーパーマンのごとく体内各所でめざましい活躍をしているのです。

POINT

短鎖脂肪酸は、内臓脂肪を減らすだけでなく、健康の維持・向上のために多くの役割を果たしている。

見るだけ

解説

ダイエットだけじゃない！ 短鎖脂肪酸のスゴすぎる健康効果

脂肪をコントロールして 肥満を防ぐ

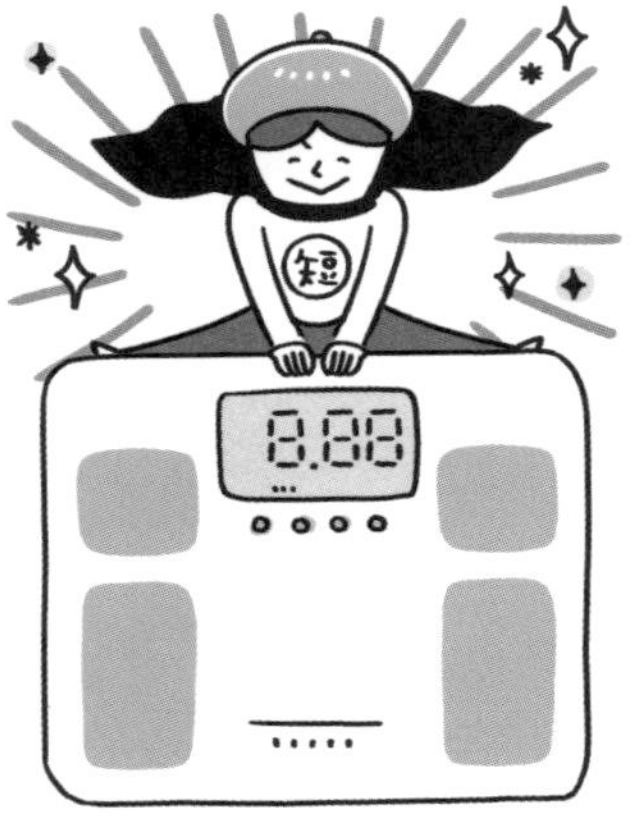

短鎖脂肪酸は、体の脂肪量をコントロールしている「影の立役者」のような存在。脂肪を落としてダイエットが成功するかどうかは、〝彼〟の力をどれだけ引き出せるかにかかっていると言ってもいい。

薬のような働きをして 糖尿病を防ぐ

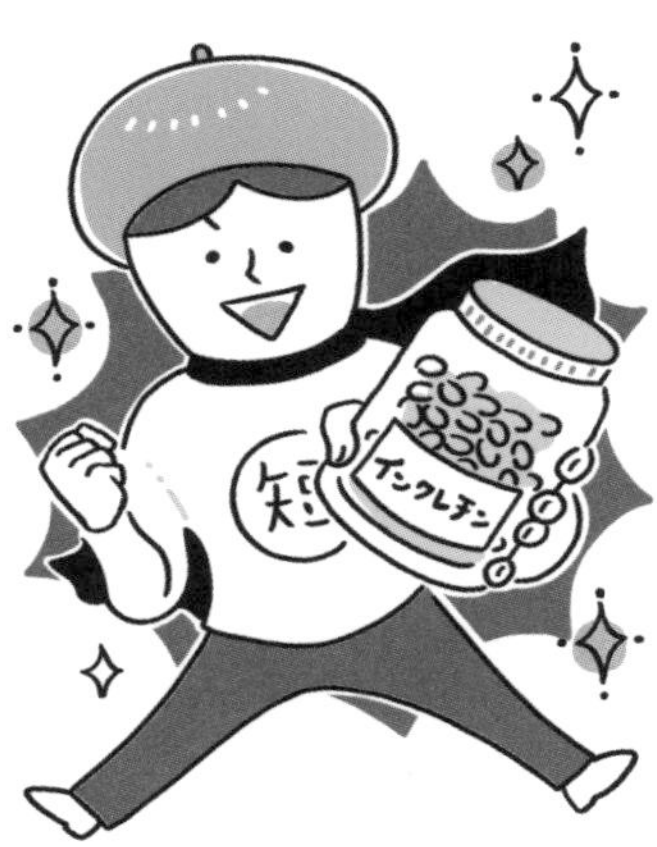

短鎖脂肪酸は、糖尿病薬としても使われている「インクレチン」の分泌を促す。つまり、短鎖脂肪酸がしっかり機能していれば、糖尿病の薬を飲んでいるのと同じような予防効果が発揮されるのだ。

腸粘膜を修復して「腸もれ」を防ぐ

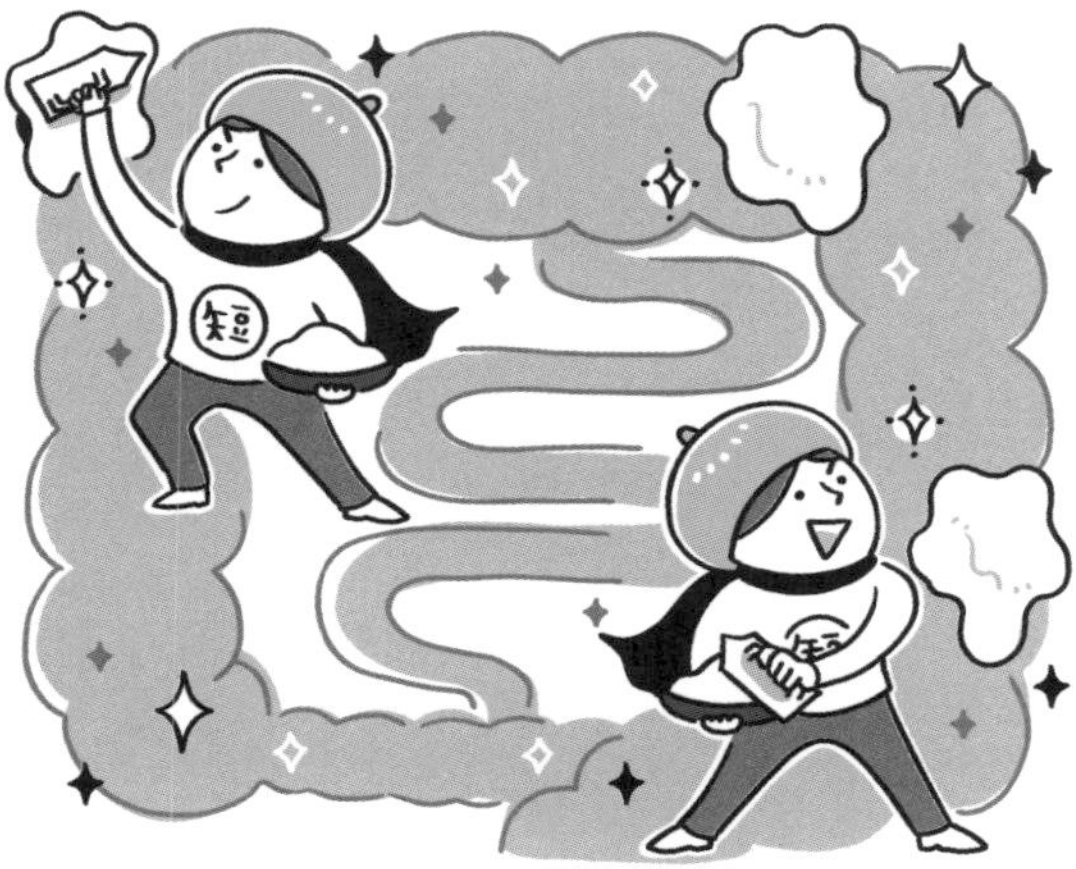

腸壁にあいた穴は、「腸もれ」を起こして深刻な病気を招く原因になりかねない。でも、大丈夫。短鎖脂肪酸がかけつけてくれれば、腸粘膜の修復作業を行なって、穴をしっかりと塞いでくれるのだ。

炎症を抑えてアレルギーを防ぐ

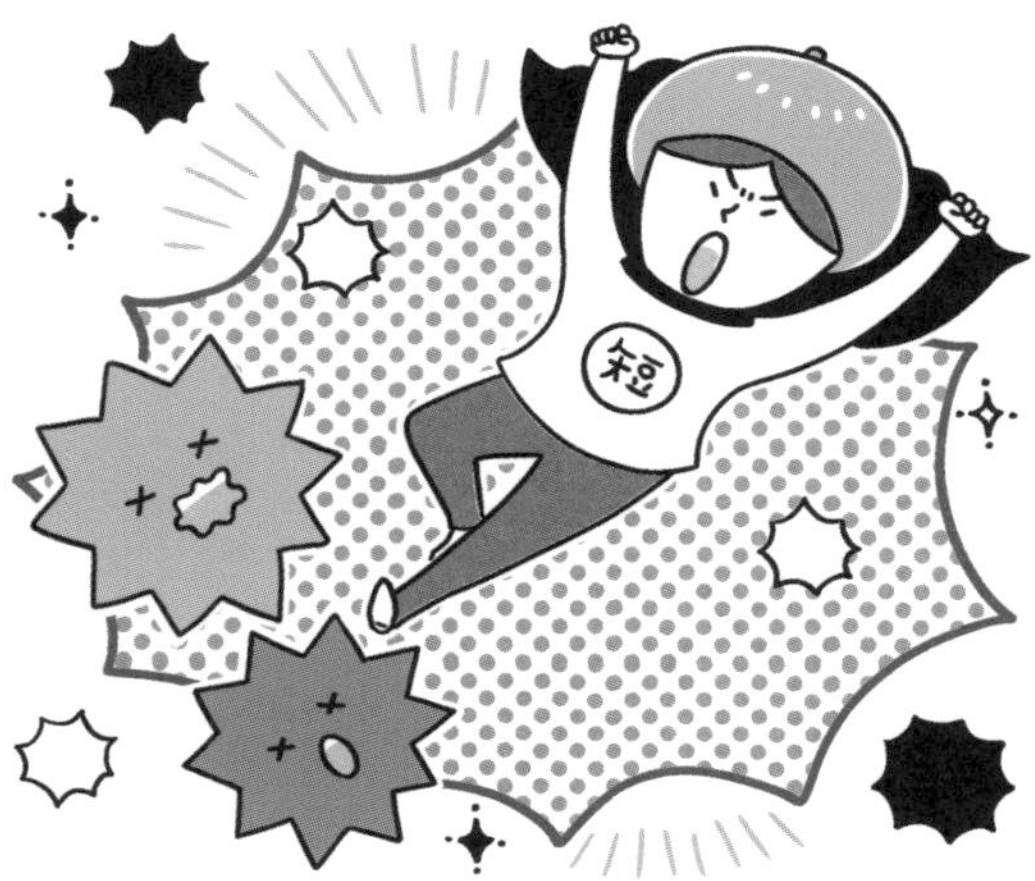

体内各所では、常に「炎症」という免疫の闘いが繰り広げられている。でも、短鎖脂肪酸が目を光らせていれば、その闘いがすんなり収まってしまう。これによって、アレルギーも起こりにくくなるのだ。

ダイエットレポート

2週間でヤセ菌が増えて2.5kgのダイエットに成功！

1日3食、食前に酢キャベツを摂る

以前に、ある人気テレビ番組の企画で「酢キャベツダイエット」をタレントさんに試してもらったことがあります。

チャレンジしてくれたのは、アラフォーの女性タレントさんです。元アスリートの方なので、もともとそんなに太りやすいタイプではなかったのですが、最近いろいろなテレビ番組に引っ張りだこのため食生活が不規則になり、さすがに太ってきてしまったのだといいます。

このダイエット・チャレンジで課せられたミッションは、２週間にわたって毎日１日３食、食前に小鉢１杯１００ｇの酢キャベツを食べるというもの。ただ、酢キャベツを食べた後は、どんな食事をしても構いません。好きなものを好きなだけ食べてＯＫ。ごはんも普通に食べて構いませんし、お酒も飲んでも構いません。それに特別な運動をやってもらうこともありませんでした。

後でタレントさんに感想をお聞きしたところ、「毎日食べるのも別にたいへんじゃなかった」「酢キャベツの味も好みだし、量も多くなかったので、続けるのにまったくストレスを感じませんでした」とのこと。もっとも、なにしろお忙しい方なので、キャベツを刻むのがめんどうだったらしく、スーパーで市販のカットキャベツを買い求め、酢をかけて食べることが多かったそうです。

また、このときは、専門機関に協力してもらい、ダイエットを始める前とやり遂げた後とで、タレントさんの腸内細菌の状況を検査しました。すなわち、腸内のデブ菌やヤセ菌の数がどれくらい変わったかを調べさせてもらったのです。

食前酢キャベツでやせ体質に変身！

体重やウエスト回りが減っただけでなく、ヤセ菌が大きく増えている点に注目！

	Befor ➡	After
体重	59.5kg	57kg（2.5kg減）
ウエスト回り	78.9cm	71.0cm（7.9cm減）
デブ菌	13％	8％
ヤセ菌	39％	64％（ヤセ菌が25％UP）

ヤセ菌が25％も増えていた！

さて、２週間後の結果は――。

なんと、**ダイエット前と比べて体重が２・５kg減り、ウエスト回りが約８㎝もすっきり**したのです。しかも、**腸内ではデブ菌が減り、ヤセ菌が25％も増えていた**ことも明らかになりました。この結果は、「食前酢キャベツ」を日々習慣にしていれば、２週間で腸内のヤセ菌が増え、着実に体重を減らせるということを物語っています。

なお、このタレントさんの場合、１日３食とも酢キャベツを食べてもらいましたが、私が行なった調査では、**最低１日１食でも２週間食べ続ければダイエット効果が現われてくる**ことも分かっています。

ぜひみなさんも、こうした食前酢キャベツの力を生かしてみてはいかがでしょうか。

第2章のまとめ

1 ＞ 50歳を過ぎると、体のエネルギー生成システムが切り替わり、糖質を摂る必要がなくなる。

2 ＞ 「ゆるい糖質制限」のターゲットは精白された炭水化物のみ。未精白の炭水化物や「隠れ糖質」は、量さえ気をつければ食べてもＯＫ。

3 ＞ キャベツは食物繊維の王様であり、ダイエットに最適。抗酸化力が高く、老化やがんを防ぐ作用も。

4 ＞ 食前に酢キャベツを摂ると、血糖値の急上昇が抑えられ、肥満や高血糖を防ぐことにつながる。

5 ＞ 短鎖脂肪酸は、脂肪を減らす以外にも糖尿病を防いだり、炎症やアレルギーを防いだりする健康効果を発揮する。

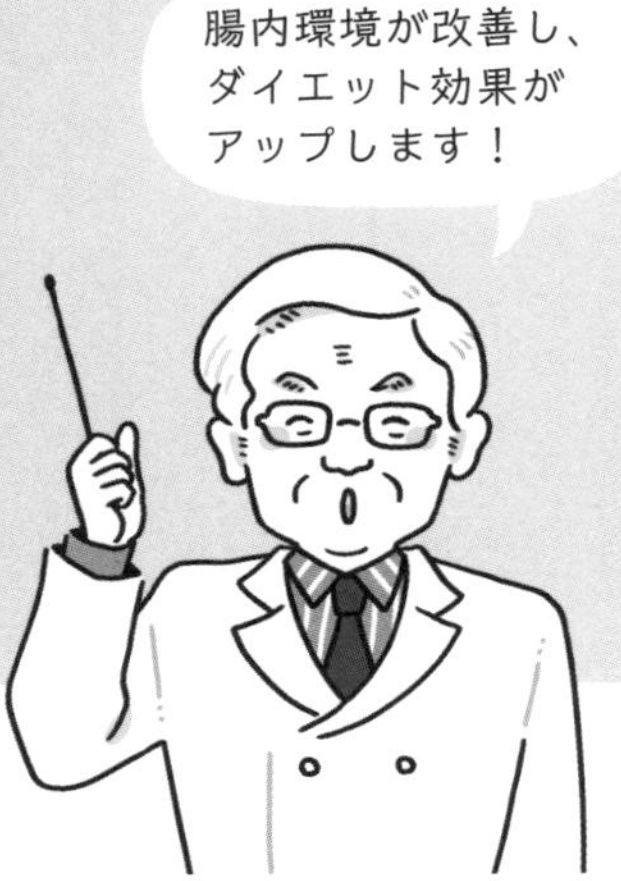

第3章 ▼ 食べ方のテクニック

内臓脂肪がごっそり落ちる！
「ゆるい糖質制限＆食前酢キャベツ」のコツ

酢キャベツを食べる量は1回100g つくりおきするのがおすすめ

○冷蔵保存で2週間おいしく食べられる

この第3章では、「ゆるい糖質制限&食前酢キャベツ」を実践する際のコツを紹介していきましょう。

まず、「酢キャベツをどのようにつくり、どのように食べるか」です。

つくり方はとても簡単です。キャベツを刻んで千切りにし、塩とお酢を加えて、キャベツがしんなりするくらいまで寝かせるだけ。くわしい手順については、76ページで確認してください。

基本的に、**食前1回に食べる分量は100g**。だいたい小鉢1杯分です。ただし、多く食べる分には問題ありません。食前酢キャベツを小鉢2、3杯おかわりすると、胃もだいぶふくらむので、その後の食事を少なくすることが可能です。

ただ、食べるごとにいちいちキャベツを刻むのはたいへんなので、**「つくりおき」をしておくのがおすすめ**。時間があるときにキャベツ1玉か半玉を一気にたくさん刻んでしまい、冷蔵保存しておくといいでしょう。保存瓶やタッパー、保存袋などに入れて冷蔵庫で保存しておけば、だいたい2週間くらいはおいしくいただけるはずです。

私は、いつも冷蔵庫に酢キャベツを常備していて、食前に食べる以外にも、味噌汁に入れたり肉料理のつけ合わせにしたりしています。刻んでつくりおきをするのは妻にまかせていますが、冷蔵庫に酢キャベツがないと私が不機嫌になるので、いつもこれだけは切らさないようにしてくれています。

なお、「忙しくてキャベツを刻んでいる時間がない」「つくりおきをするのが少しめんどう」という方は、スーパーやコンビニで売

食前酢キャベツを食べるときの基本

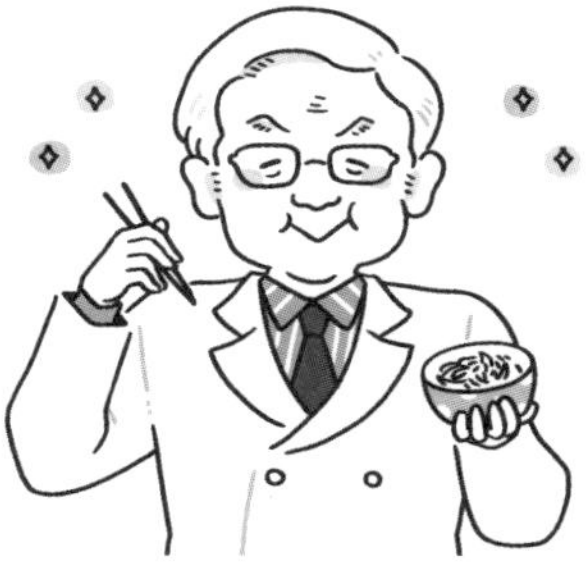

チェック　１回100ｇ（小鉢１杯分）を食前に食べる

チェック　多く食べる分には問題なし

チェック　冷蔵保存で２週間はおいしく食べられる。多めにつくって冷蔵庫に常備しておくのがおすすめ

チェック　忙しい人は、市販のカットキャベツに酢をかけて食べるのでもＯＫ

っているカットキャベツを利用してもいいでしょう。軽く塩を振ってお酢をかけて混ぜれば、30秒もかからず酢キャベツを準備することができます。つくりおきをうっかり切らしてしまったようなときも、「今日はカットキャベツを買えばいいや」という〝手抜き策〟があると、気がラクですよね。

それと、毎食同じ味だと飽きるという人は、酢キャベツにアレンジを加えてもＯＫ。たとえば、生卵を落としたり、刻みのりをふりかけたり、粉チーズをかけたりしてもおいしくいただけるはずです。みなさんも好みの味にアレンジして、酢キャベツを自己流にカスタマイズしながら続けてみてはどうでしょう。

POINT

酢キャベツはつくりおきが基本。ただ、忙しいときは、市販のカットキャベツを利用してもＯＫ。

酢キャベツのつくり方はこんなに簡単です！

準備するもの

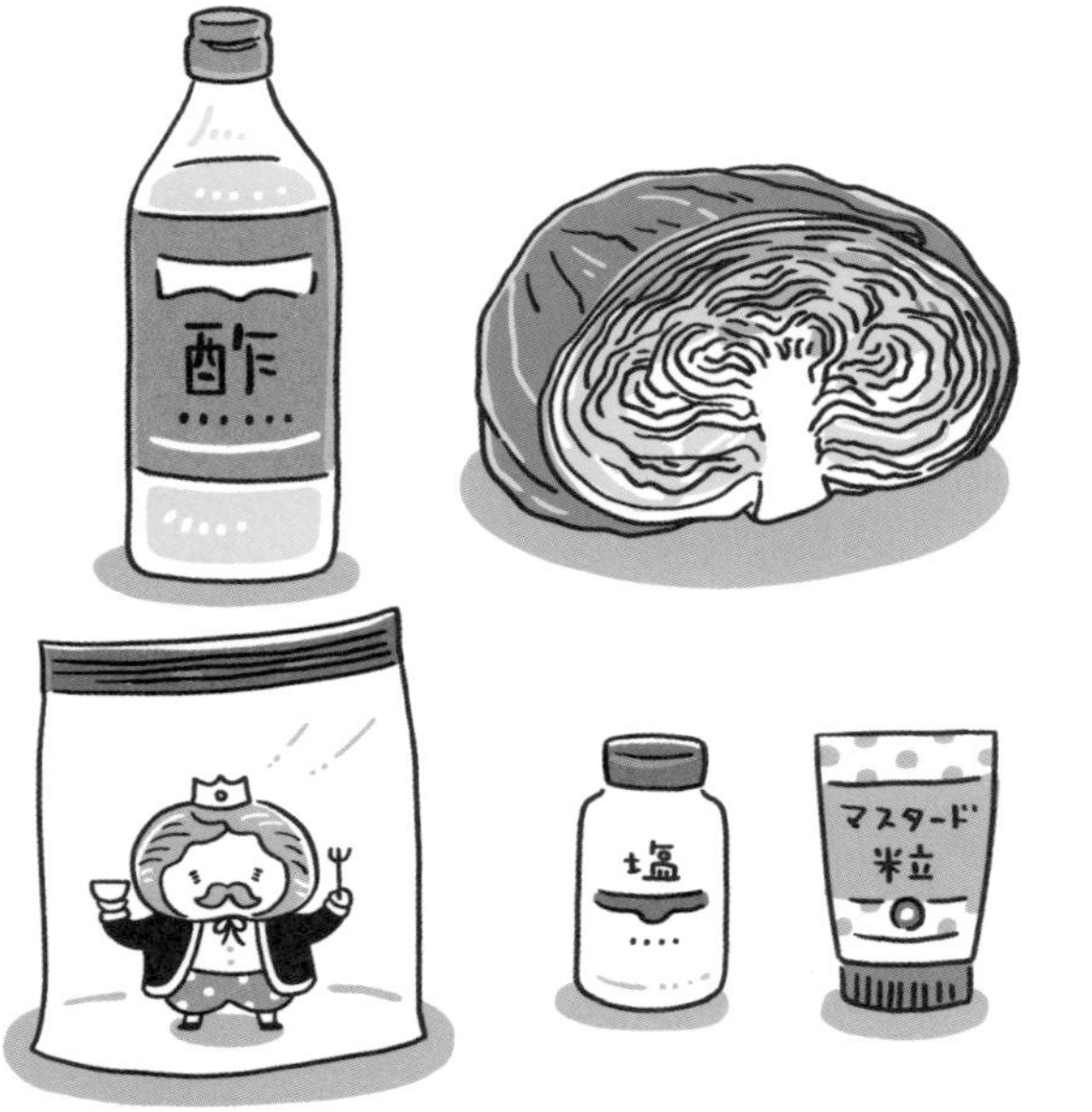

キャベツ……………………大1/2玉（500〜600g）

塩……………………………小さじ2

お酢……… 300〜500㎖（キャベツが完全に酢につかる程度）

粒マスタード（お好みで）…………小さじ2

保存袋、保存瓶、タッパーなど

> ※お酢は醸造酢を使用してください。醸造酢には穀物酢、米酢、果実酢、黒酢などがありますが、どれを使うかはお好みで構いません。
> ※塩の量は、腎臓病、高血圧などの持病がある方は控えめにしてください。また、粒マスタードはお好みで。嫌いな方は使用しなくても構いません。

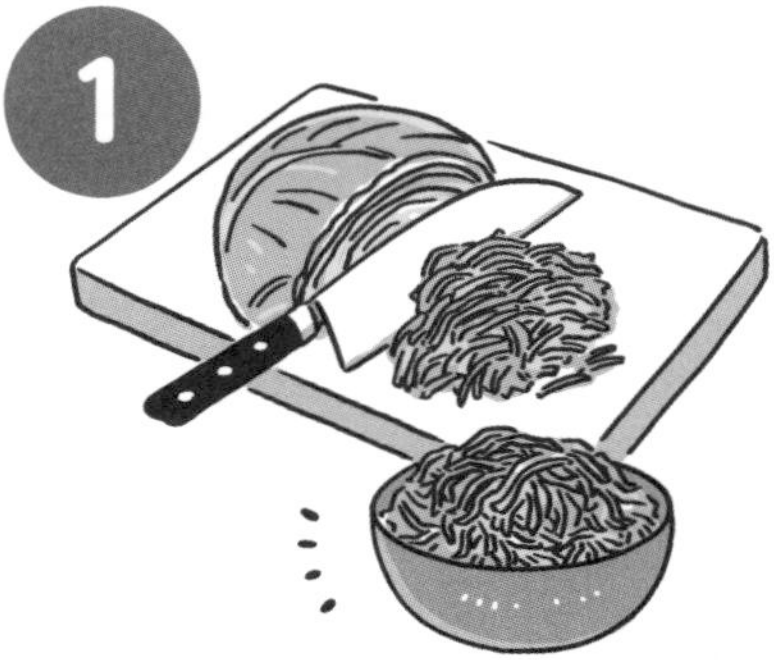

キャベツを洗って千切りにする

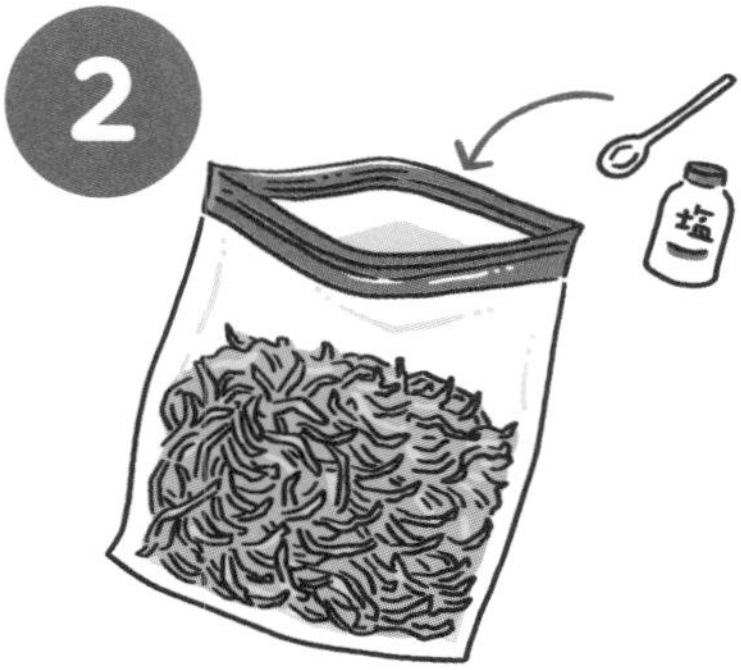

保存袋に入れて塩をふる

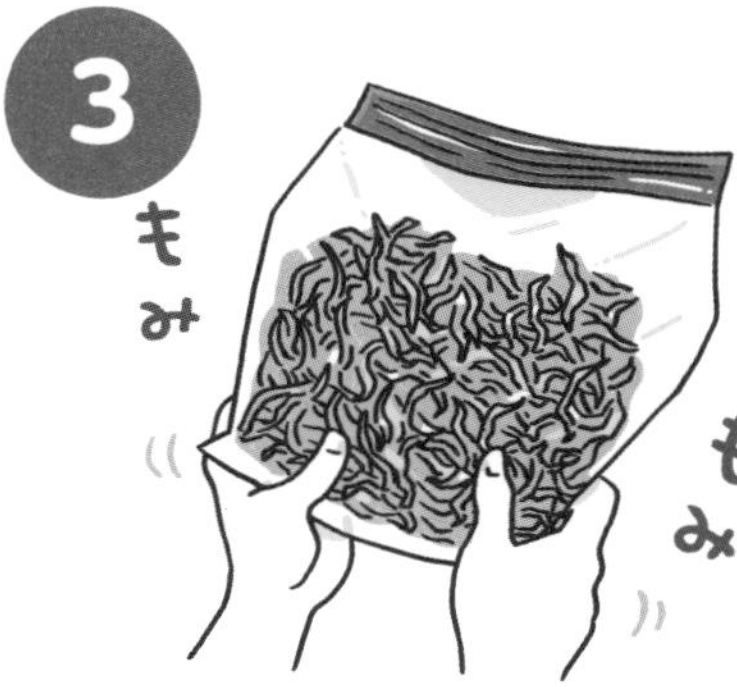

キャベツがしんなりするまでもむ

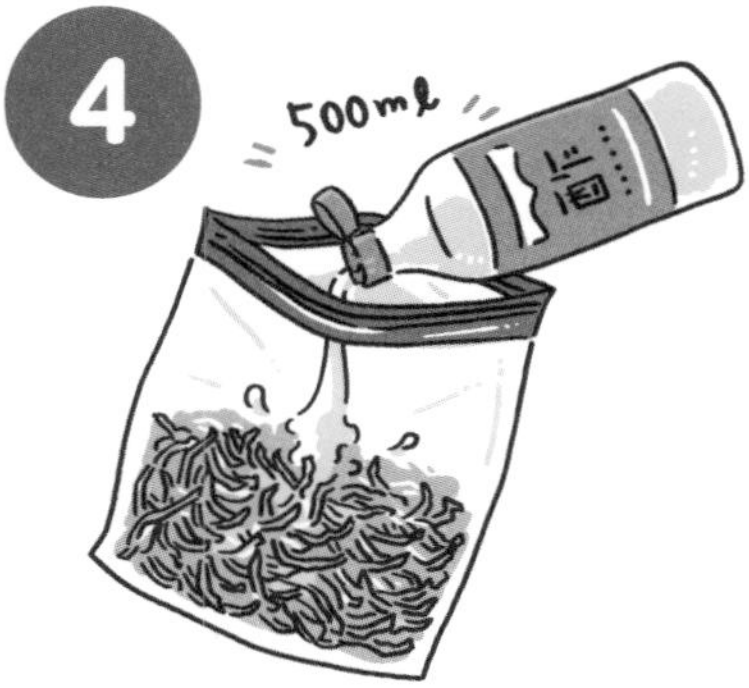

袋を開けて酢を注ぎ入れ、空気を抜いて袋の口を閉じる

冷蔵庫で半日漬け込めば完成！
２～３週間は日持ちします

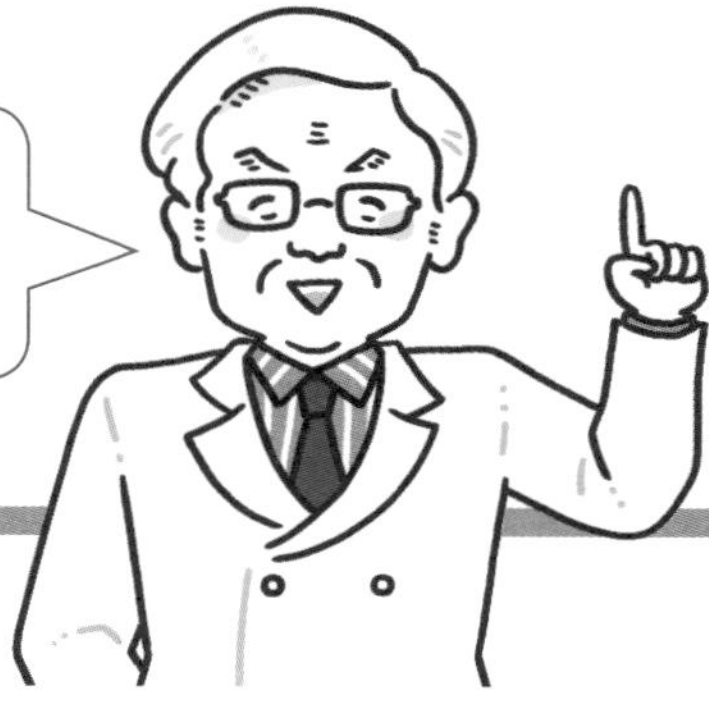

食前酢キャベツは1日1回食べるだけでも効果あり！

○目標は1日3回だけど、1回でもOK

私は、食前酢キャベツは、できることなら朝昼晩の3食とも食べていただきたいと思っています。やはり、毎食の習慣にするほうが、早く内臓脂肪を落としてダイエット効果を実感できることになるのです。

ただ、「毎食欠かさず」となると、現実的に難しいことが多いもの。ビジネスパーソンであれば、朝は時間がないし、昼に酢キャベツを食べるとなるとお弁当にして持っていかなくてはならなくなる。夜は接待や宴会ばかりで酢キャベツなんて食べていられないという人もいるでしょう。

そういう場合は、1日1回でも構いません。自分の1日の行動パターンを振り返って、朝昼晩の食事のどこか、いちばん摂りやすいところに食前酢キャベツを組み入れるようにしてください。

これまで多くの研究調査を重ねてきて、食前酢キャベツは1日1回でもダイエット効果が現われることが実証されています。もちろん1日3回に比べるとヤセ菌の増え方ややせるスピードが多少鈍ってしまうのですが、続けていけば着実に効果が現われてきます。

ですから、**「最低でも1日1回は食前酢キャベツを摂る」ことを習慣づける**ようにしてください。たとえば、朝や昼は忙しくて余裕がない人は「夕食だけは家に帰って食前酢キャベツを摂る」、昼や夜が忙しい人は「朝食だけは食前酢キャベツを摂る」といった具合にパターンを決め、できるだけ実行していくようにするといいと思います。

私の場合、自宅で食事をする朝晩は必ず食前酢キャベツを摂ります。また、昼は研究室に詰めていることが多いのですが、近所にお

食前酢キャベツを習慣づけよう

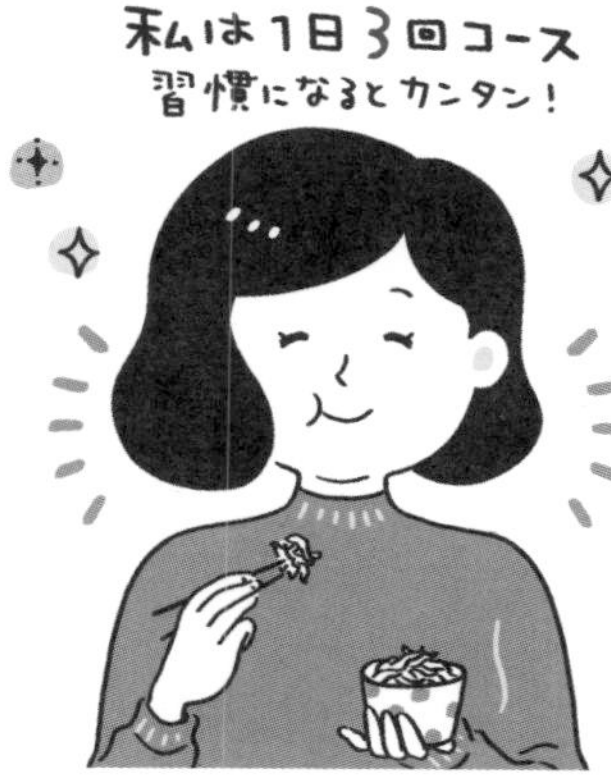

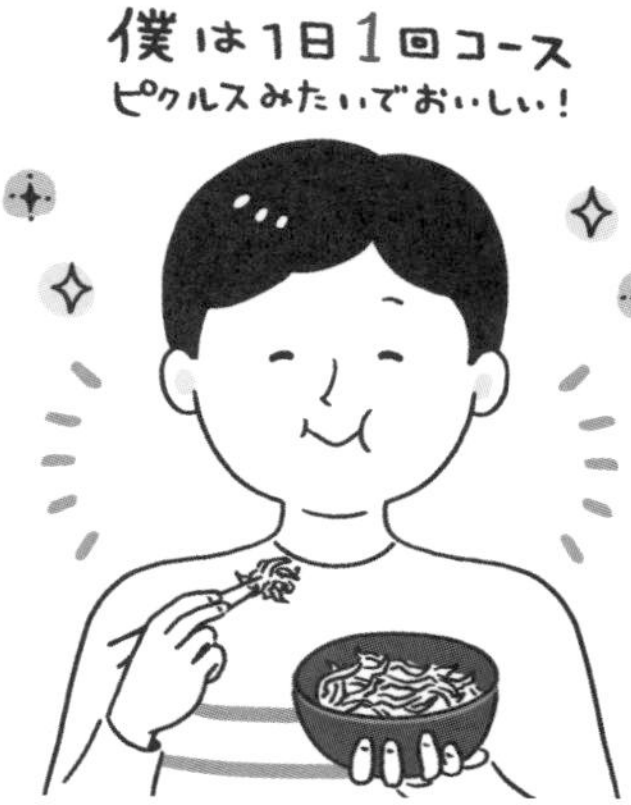

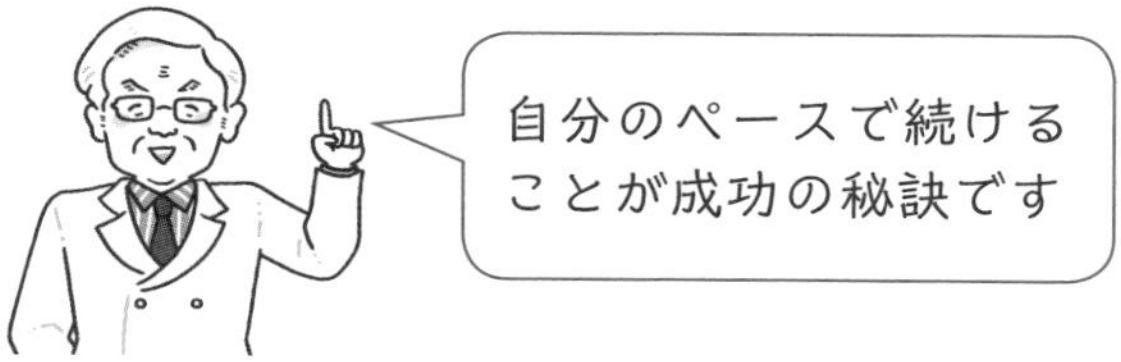

かずを選べるスタイルの定食屋さんがあり、いつもそのお店でキャベツの小鉢をオーダーしています。なので、出張で遠くへ出かけるとき以外は、だいたい3食とも食べていることになります。

なお、仕事が休みで1日中家でくつろいでいるような日は、なるべく1日3回、食前酢キャベツを摂ることをおすすめします。仕事でどうしようもないときは仕方ありませんが、自宅にいて、自分の自由がきく食事シチュエーションのときは、できるだけ食前酢キャベツを摂るようにする——そういうふうに心がけていれば、きっと内臓脂肪もスムーズに減っていくことでしょう。

POINT

食前酢キャベツは、1日1回、自分の行動パターンの中でいちばん摂りやすいときに食べればいい。

糖質を摂りすぎたときは、食前酢キャベツを多めに食べる

○1日の中で帳尻合わせすればOK

「ゆるい糖質制限」と「食前酢キャベツ」の2つは、ダイエットの両輪です。片方だけでは機能しないも同然で、2つの車輪を同時並行で進ませてこそ、内臓脂肪を減らす力を発揮すると考えてください。

なお、ダイエットを効率よく継続していくには、この「両輪」をお互い持ちつ持たれつで助け合いをさせるように転がしていくのがコツ。そうすればよりいっそうの相乗効果を引き出すことができるでしょう。

たとえば、長く続けていれば「今日は食前酢キャベツを食べられなかった」という日も出てくると思います。そういうときは、いつもよりも炭水化物の摂取を減らして、酢キャベツを食べられなかった分をカバーしていけばいいのです。

また、ときには「取引先でお寿司をごちそうになって、白いごはんをたらふく食べてしまった」といった日もあるでしょう。そういうときは、翌日にいつもよりも多くの酢キャベツを摂って、炭水化物を食べてしまった分をカバーしていけばいい。

さらに、いずれそのうち「今晩はどうしてもあのラーメンが食べたい」という日が出てくるかもしれません。そういう日は、あらかじめその日の朝や昼に食前酢キャベツを多めに食べて準備しておくといいのではないでしょうか。

先にも述べたように、わたしたちの腸内ではデブ菌とヤセ菌が互いに拮抗《きっこう》しながら勢力を拡大させたり縮小させたりしています。要するに、お寿司をおなか一杯食べてしまった日はデブ菌が一気に増えるから、その翌日は酢キャベツをいつもより多めに食べてヤセ菌

炭水化物を多く食べたときは、酢キャベツ多めでカバーする

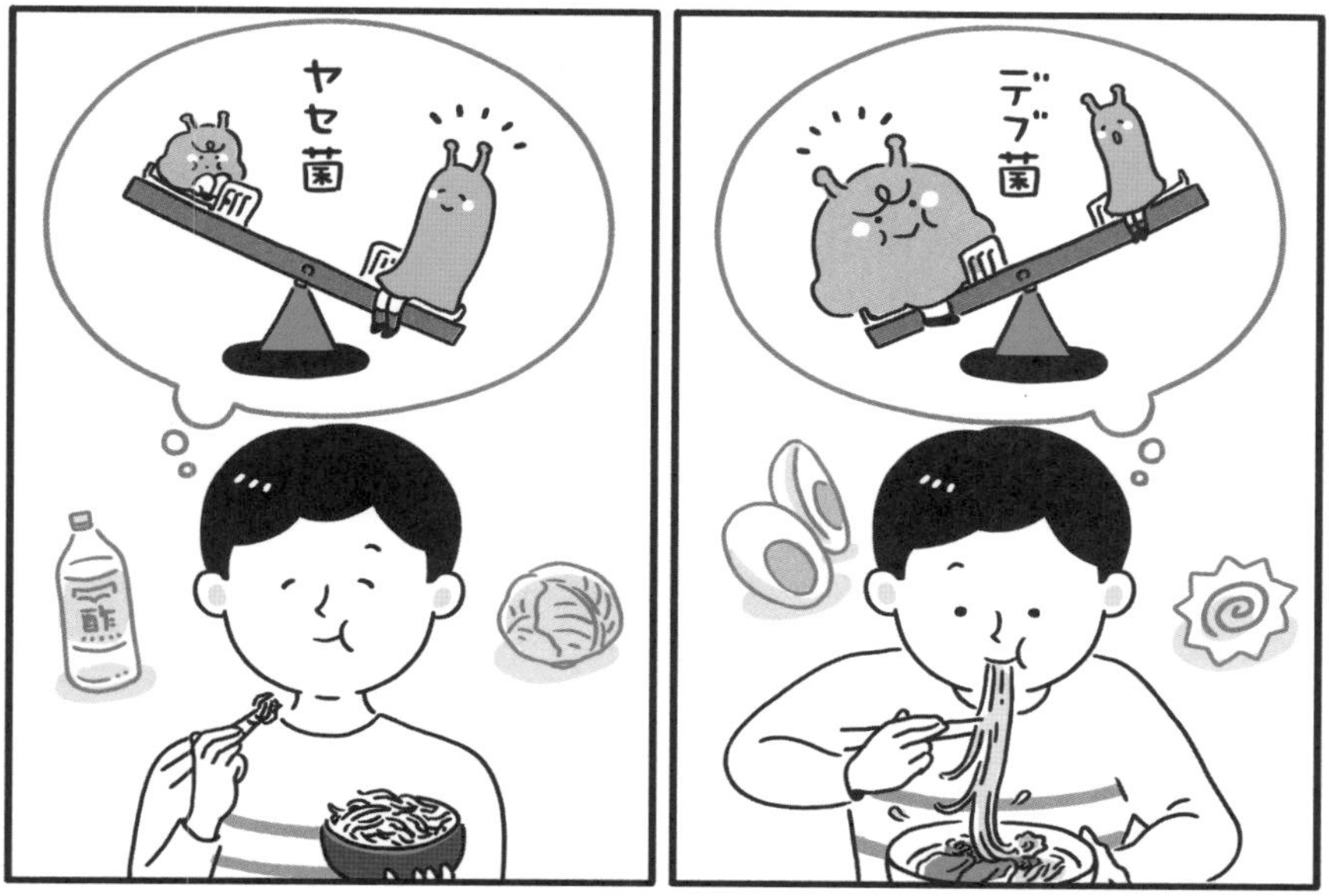

を増やすようにしていけばいい。そうすれば、ヤセ菌勢力がまた勢いを盛り返してきて、デブ菌が好き勝手にのさばるのを抑えられるようになるわけです。

つまり、**「ゆるい糖質制限」と「食前酢キャベツ」は、このように相互にカバーし合うようなかたちで行なっていくのがおすすめ**なのです。ぜひみなさんも、「今日は白いごはんを食べちゃったからデブ菌が増えているだろうな」「今日は休みで3食とも酢キャベツを食べたからヤセ菌がかなり勢いづいたろうな」といったように、ご自身の腸内のデブ菌とヤセ菌のバランス関係を頭に入れながら実践してみてはいかがでしょうか。

POINT

炭水化物を食べてデブ菌が増えたときは、酢キャベツを増量して、ヤセ菌を増やしてカバーする。

タイプ別モデルメニュー① 炭水化物が大好きな人におすすめ

夕食のときだけは白米抜きで食前酢キャベツ。これなら続けられそう…

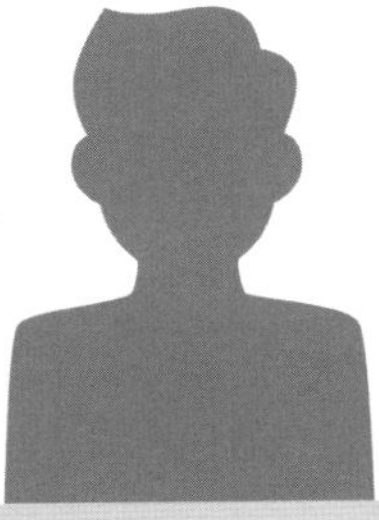

Y.Eさん
（公務員・49歳）

もともと炭水化物好きで、家では必ず白いごはんをおかわりしていたAさん。健診で血糖値が高めだと指摘され、「せめて夕食だけは食前酢キャベツを摂って、白米を抜こう」と決意。ただ、朝食は普通にごはんを食べ、昼食もいままで通り丼ものやカレーを食べているので、「これなら続けられそうかな」と感じている。

朝

- ごはん（茶碗少なめに一膳）
- 大根の味噌汁
- ソーセージ
- スクランブルエッグ

「朝はごはんを食べないと元気が出ない」というのがAさんの持論。でも、かつては必ずおかわりしていたごはんを「少なめ一膳」に変更した。

昼

（牛丼チェーン店にて）

- サラダ
- 牛丼（並盛）

昼はいつもだいたい丼ものかカレーのローテーション。ただ、大盛の牛丼は並盛に変え、必ず最初にキャベツサラダを食べるように変えた。

晩

- 食前酢キャベツ
- 焼き餃子と春巻き
- ゴーヤチャンプル
- オイキムチ
- 缶ビール×２本

ほぼ決まった時間に帰宅できるので、夕食は「白い炭水化物抜き＆食前酢キャベツ」をルールとした。ただ、餃子の皮などの隠れ糖質は気にせずに食べている。

藤田先生のアドバイス

朝のごはんを五穀米に変えてはどうでしょう

もともとの状態がかなりの糖質過多。朝をおかわりなしにして、晩を白米抜きにしただけでもだいぶ違うはずです。朝のごはんを五穀米に変更すると、なおいいでしょう。

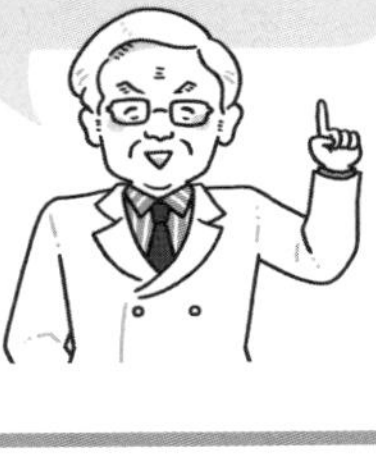

タイプ別モデルメニュー② お酒の席が多い人におすすめ

夜はいつも宴席続き…
だから、朝食で多めに
食前酢キャベツを摂る

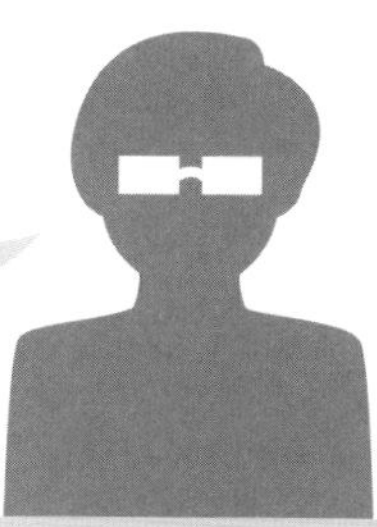

H.Tさん
（営業職・53歳）

夜はお酒の接待や宴席が多く、帰宅が遅くなることも多いＢさん。どうしても夜の食事が不規則になりがちなので、「せめて朝だけは、食前酢キャベツを摂ろう」と決意。また、近くのファミレスで昼食を食べる際は、「サラダバーつき＆ごはん・パンは抜き」を基本にしてメニューを選ぶようにしている。

朝

- **食前酢キャベツ**（小鉢２杯）
- **トースト1枚**（ブルーベリージャム）
- **目玉焼き**
- **ヨーグルト**

食前酢キャベツは意識しておかわりするようにしている。そして、キャベツを多く食べる分、かつては２、３枚食べていたトーストを１枚に減らした。

昼

（ファミレスにて）

- **サラダバー**
- **３種類のチーズ入りハンバーグステーキ**
  （ごはん・パンはなし）

昼食はいつも会社近くのファミレスで。サラダバーをオーダーし、あとは日替わりで好きなメニューを食べる。ただし、ごはんやパンは頼まない。

晩

（洋風居酒屋にて）

- **照り焼きチキン、フライドポテト、チーズ盛り合わせ、カルパッチョなど**
- **ミックスピザ**
- **ビール＆ワイン**

接待や宴席では腹をくくって何でも食べることにしている。食べすぎ、飲みすぎの場合も多いが、朝食・昼食に気をつけて何とかカバーしていくつもり。

藤田先生のアドバイス

１日３食での帳尻合わせは継続するうえで大切なこと

夜はいろいろ飲み食いしてしまう分、朝と昼で帳尻を合わせているのはエライと思います。このように、１日３食の中でうまくバランスをとっていく姿勢が大切なのです。

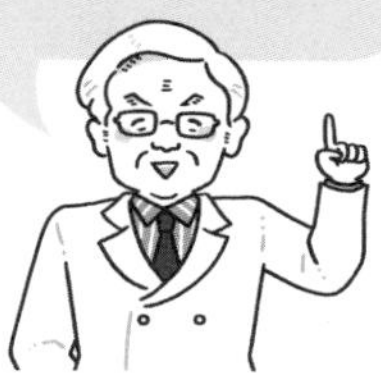

タイプ別モデルメニュー③ 早く結果を出したい人におすすめ

医者からやせろと言われ…この際、がんばって内臓脂肪を落としたい！

T.Mさん
（自営業・56歳）

健診の結果はボロボロ。医師から「やせなさい」と厳しく言われてしまったCさん。意を決して、1日3食の食前酢キャベツとできるだけの糖質制限を行なうことに。3食とも自宅で食べられる自営業なので、この際、家族に協力してもらって食事を改善し、がんばって内臓脂肪を落としていきたいと考えている。

朝

- 食前酢キャベツ
- 五穀米ごはん（少なめ）
- 豆腐とわかめの味噌汁、野沢菜漬物
- かりかりベーコン

かつては朝食はいつも白いごはんだったが、五穀米に変えた。家族も五穀米をおいしいと言ってくれるので、変更しても別段問題はなかった。

昼

- 食前酢キャベツ
- 五穀米ごはんのカレーライス
- 即席のもずくスープ

カレーは五穀米でもけっこうおいしいとわかり、昼食の定番メニューに。自営でやっているお店が忙しいときは、インスタントカレーを利用することも。

晩

- 食前酢キャベツ
- お刺身の盛り合わせ
- 枝豆、納豆、ハム、卵焼き
- 焼酎のお湯割り

夕食ではごはんやパンを食べないと決めた。この日も家族は手巻き寿司を楽しんでいるが、Cさんはごはんを食べず、お刺身をつまみに焼酎を飲むことに。

藤田先生のアドバイス

理想的な食事ですが、がんばりすぎにはご用心！

理想的な食事であり、きっとこれならやせるのも早いと思います。ただ、あまりに糖質制限をがんばりすぎてストレスをためないように。時には息抜きも必要です。

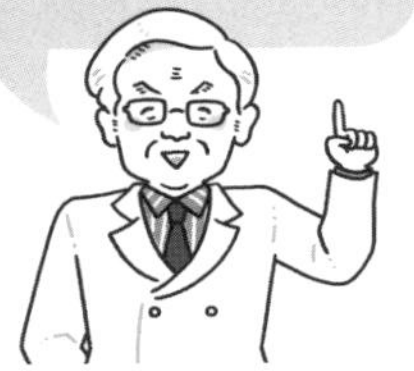

タイプ別モデルメニュー④　ずぼらな人にもおすすめ

独身なので、酢キャベツを
つくるのがめんどう…。
極力手抜きで済ませたい

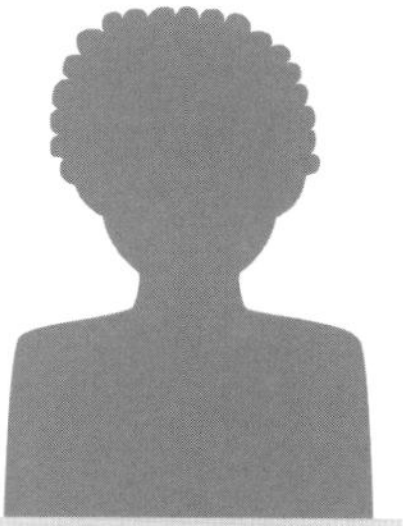

U.Aさん
（会社員・43歳）

独身で、ほとんど自宅では料理をしないというDさん。ただ、これまで通りの食事を続けていては血圧や血糖などの数値が少々気がかり。そこで、外食、コンビニ食、お惣菜などをフルに活用して「ゆるい糖質制限＆食前酢キャベツ」を行なうことを決意。自分でつくらず、極力手抜きをしてやせるのを目指している。

朝

- **カットキャベツ＋酢**
  （昨日買っておいた）
- **バナナ２本**
- **ヨーグルト**

カットキャベツは小まめにコンビニなどで買い求め、なるべく切らさないようにしている。以前は朝食に菓子パンやおにぎりを食べていたがバナナに変更。

昼

（定食店・大戸屋にて）

- **しゃきしゃきキャベツ**
- **香味唐揚げ定食**
  （五穀ごはん、味噌汁、お新香つき）

大戸屋ではサイドメニューに「しゃきしゃきキャベツ」の小鉢があり、定食についてくるごはんは五穀米を使用している。これらを日々フル活用。

晩

（帰宅途中、コンビニで買い物）

- **10種具材のミックスサラダ＋酢**
- **おでん**
  （卵、大根、ちくわ、牛すじなど）
- **ピリ辛レバー唐揚げ**

コンビニで総菜などを買い、帰宅して食事。市販のサラダを酢キャベツ代わりに食前に食べる。また、夜はごはんやパンなどの炭水化物は摂らない。

藤田先生のアドバイス

コンビニ・フードでも
十分にダイエットできます

外食やコンビニ食に頼った食生活でも、食べるものをかしこく選べばダイエットを成功させることが可能です。栄養バランス的に見ても、とくに問題はありません。

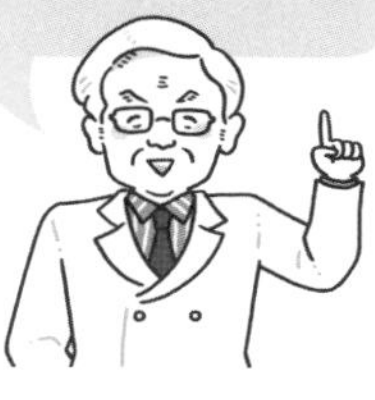

五穀米や玄米だけでなく、もち麦の活用もおすすめ

もち麦には水溶性食物繊維がたっぷり

　これまでも述べてきたように、お米のごはんを食べる際は五穀米や玄米を用いるのがおすすめ。食物繊維を多く含む未精白の穀物は血糖を上げにくく、ダイエットを目指す人の炭水化物としてうってつけなのです。

　なお、五穀米や玄米と同様に、「もち麦」を活用するのもいいと思います。**もち麦は食物繊維が白米の約25倍もあり、とくに、ヤセ菌の大好物の水溶性食物繊維がたっぷり含まれています**。このため、血糖の急上昇を抑えるだけでなく、ヤセ菌を増やして短鎖脂肪酸のダイエット効果を引き出していくのにもたいへん好都合なのです。

　食べ方は2通り。まず、白米にもち麦を混ぜて炊く**「もち麦ごはん」**です。白米ともち麦の比率は、「白米7：もち麦3」から「白米5：もち麦5」くらいがおすすめ。普通に炊飯器で炊くだけで、白米のような炊き上がりでおいしくいただけます。

　また、**「ゆでもち麦」**にするのもおすすめ。こちらは、ゆでたもち麦を、カレーに混ぜたり、サラダに混ぜたりしてトッピングして活用します。私のお気に入りは、納豆やオクラ、ヤマイモなどのネバネバ食品にゆでもち麦を和える一品。これなら、かなりの量の水溶性食物繊維を摂取することが可能です。

　なお、ゆでもち麦は2〜3週間冷凍保存できるので、多めにゆでて小分けにして冷凍しておけば、いろいろな料理に幅広く活用できます。ぜひみなさん、試してみてください。

POINT

もち麦を活用すれば、食物繊維をたっぷり摂れて、ダイエット効果をより引き出すことが可能。

スーパー食材！ もち麦の活用術

白米と一緒に炊く「もち麦ごはん」

1

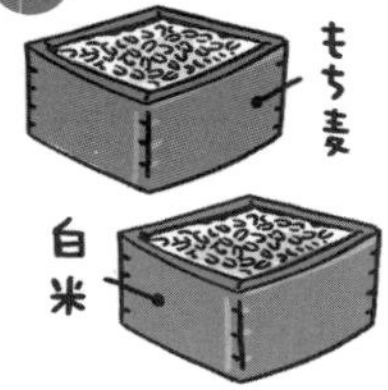

（「白米５：もち麦５」の５割炊きの場合）白米１合、もち麦１合を用意する

2

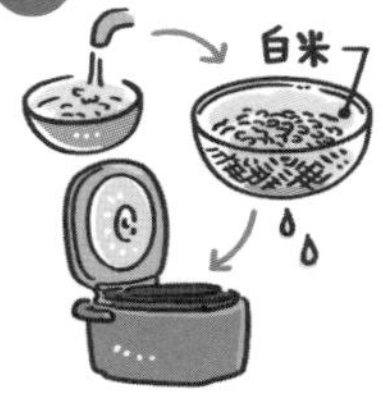

白米を研ぎ、水をよく切って炊飯器に入れる。

3

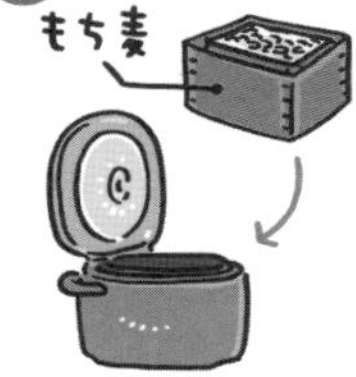

もち麦を加えて軽く混ぜる。もち麦は洗わなくてもＯＫ。

4

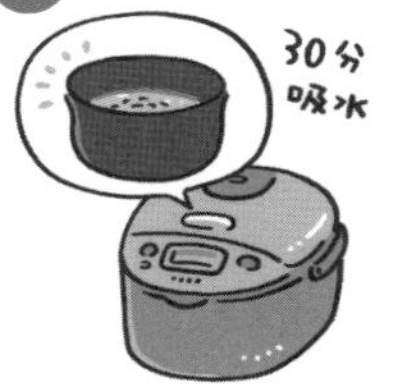

白米用の２〜３合の目盛りを目安に水を入れ、30 分吸水させてから、通常通りに炊く。

「ゆでもち麦」を料理に活用する

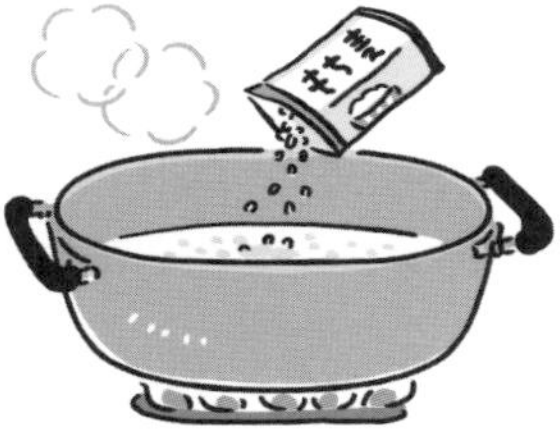

もち麦をゆでる

鍋にたっぷりの水を入れて沸騰させ、ゆでたい量のもち麦を入れて 15 〜 20 分ゆでる。ゆで上がったらざるに上げて流水にさらす。水気を切ってでき上がり。小分けにして冷凍保存しておくと便利。

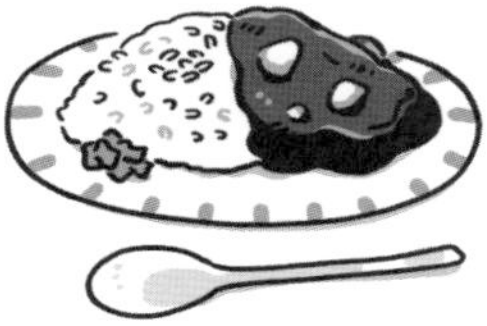

カレーに混ぜる

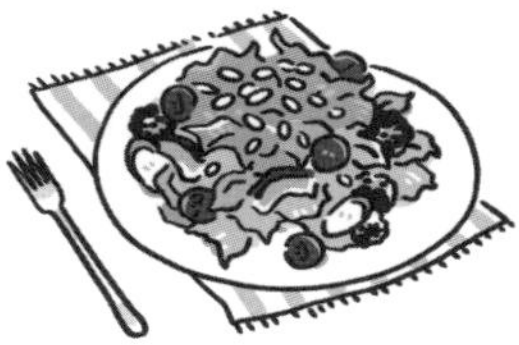

サラダに振りかける

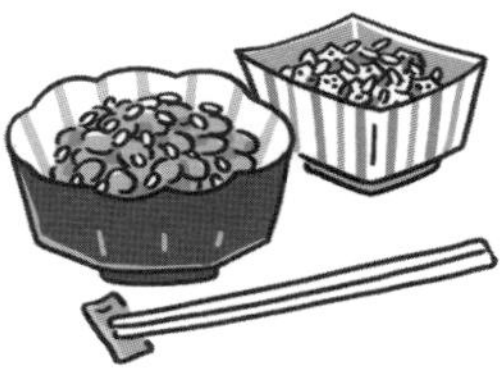

納豆やオクラと和える

外食でも低糖質メニューを利用すればまったく問題なし！

○最近は「低糖質メニュー」が充実

みなさんの中には、「自宅で食べるなら酢キャベツを食べたり糖質を減らしたりするのもやりやすいけど、外食のときはどうにもならないよなあ……」と思っている方も多いのではないでしょうか。

しかし、最近はそうでもないのです。このところ糖質制限をする人が増えたせいもあり、外食産業大手チェーン店は、こぞって「糖質制限をしている人向けのメニュー」を打ち出すようになっています。

たとえば、**「カレーハウスCoCo壱番屋」**では、ライスの代わりにカリフラワーを使ったメニュー「低糖質カレー」を発売していますし、牛丼チェーンの**「すき家」**ではごはんの代わりに豆腐を使用した「牛丼ライト」を発売しています。また、回転寿司チェーンの**「くら寿司」**では、ごはんの量を通常の半分にした「シャリ♡ハーフ」というサービスを提供しています。

さらに、「ゆるい糖質制限&食前酢キャベツ」をとても実行しやすいのがファミレス。ほとんどのファミレスではサイドメニューにキャベツのサラダが入っていますし、ごはんやパンを頼まずに料理を単品で頼むことができます。ごはんを頼む場合も、白米と五穀米を選べるというお店が少なくありません。これはまさに、無理なくダイエットを進められる条件がそろっているようなもの。ぜひみなさんも、外食時はこうしたお店のサービスをかしこく利用してはいかがでしょうか。

POINT

「外食でのダイエットは無理」は誤解。低糖質のメニューやサービスをかしこく利用しよう。

※外食チェーン店のメニューは変更になることがあります。

外食ではメニュー選びの工夫を楽しもう！

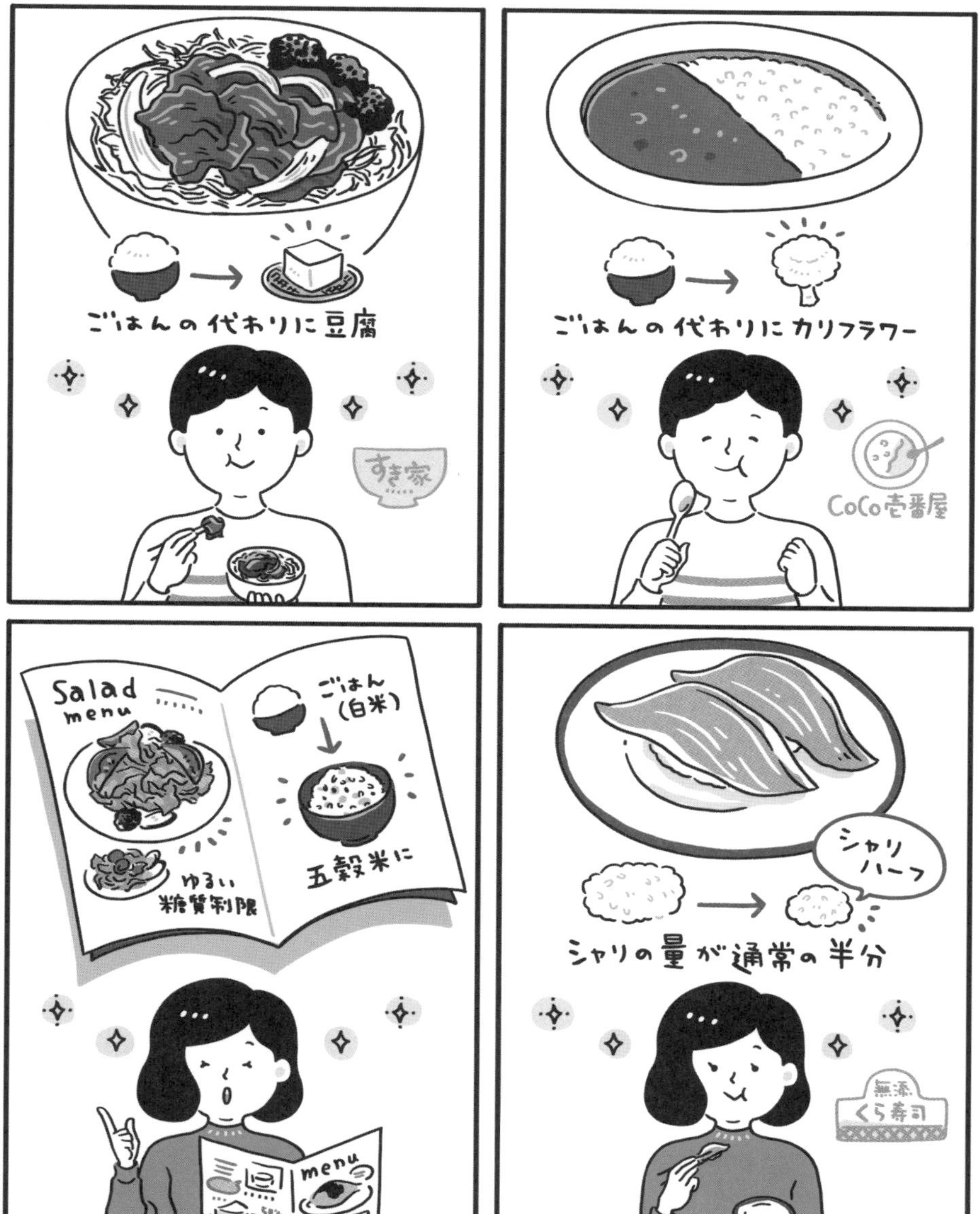

低糖質の食品を組み合わせれば、コンビニ・フードも強い味方に！

○低糖質一番人気は「サラダチキン」

最近のコンビニは、低糖質メニューの品ぞろえが充実しています。かつてはコンビニ・フードといえば、ごはんが一杯詰まったお弁当が主流でした。しかし、このごろは揚げ物、煮物、サラダなどの「単品メニュー」が増え、それらのおかずをいくつか組み合わせれば、うまい具合に低糖質の健康的な食事を摂れるようになっているのです。

たとえば、このところ大人気なのが鶏むね肉の**「サラダチキン」**。たんぱく質豊富で低カロリーなのが受け、近頃は手軽に食べられるスティックタイプも売られています。パパッと軽く昼食を済ませたいときは、このサラダチキンに「味つけゆで卵」や「野菜サラダ」を組み合わせるのはいかがでしょう。

また、しっかり食べたいときは、「豚のしょうが焼き」に「だし巻き卵」「わかめと大根のサラダ」といった組み合わせもいいかもしれません。それと、うまく利用したいのが**「おでん」**。おでんメニューには低糖質のものが多く、おでん何種類かに「からあげ」や「きんぴらごぼう」などを組み合わせれば、かなり満足度の高い食事が摂れそうです。

なお、ちょっとだけ炭水化物を加えたいときは、**「もち麦入りのおにぎり」**をひとつ加えてはどうでしょう。食物繊維の多いもち麦入りなら糖質摂取が気になる人も安心です。とにかく、組み合わせは自由自在。ぜひみなさん、かしこく選んで「コンビニ・ダイエット」を楽しみながら実践してみてください。

POINT

コンビニには、低糖質フードがよりどりみどり。かしこく組み合わせればダイエットに大いに役立つ。

「ゆるい糖質制限」のお助け食品がいっぱい！

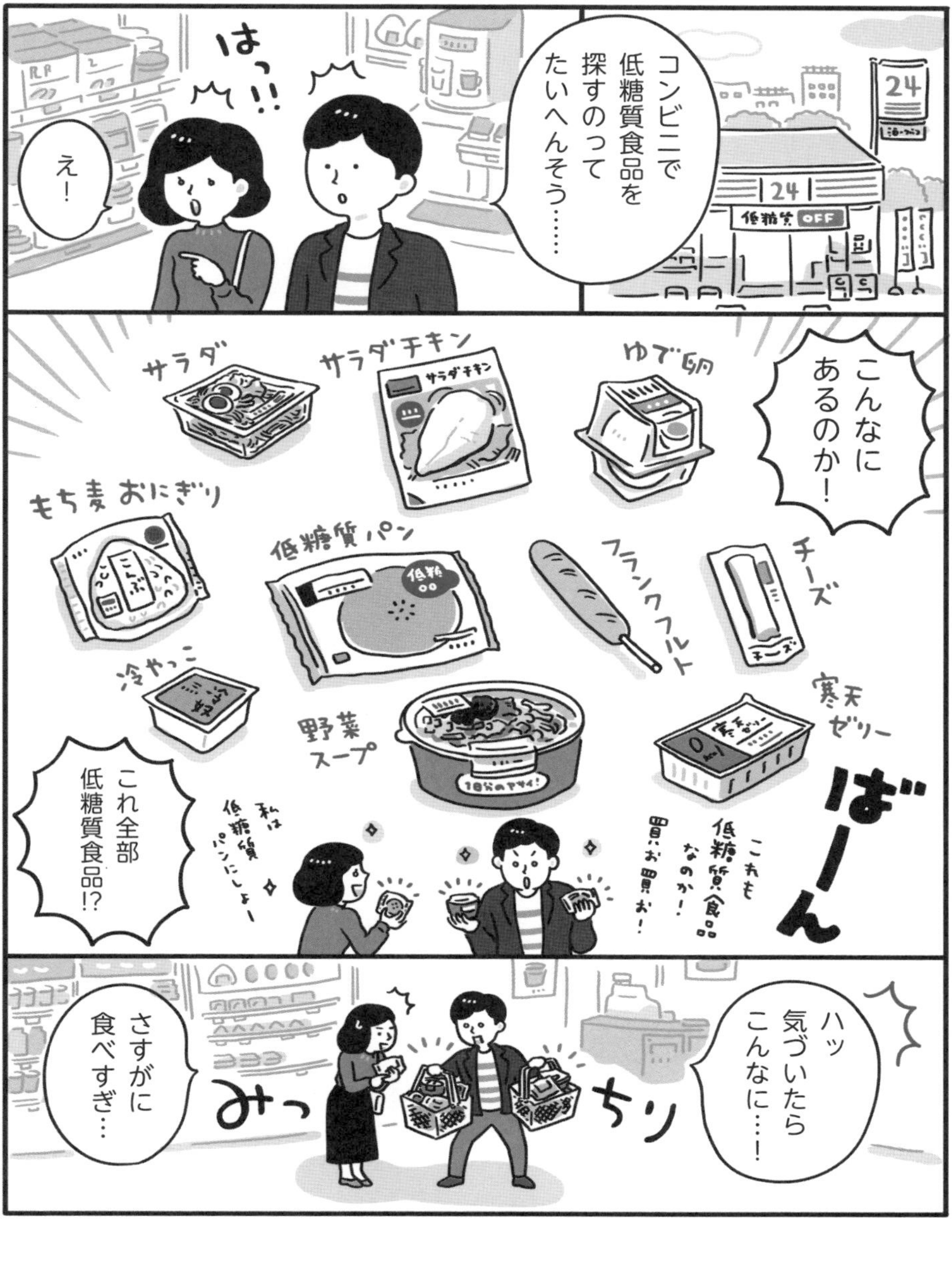

甘いものや果物は食後のデザートで少しだけ食べる

○だらだら食べを防ぐ工夫を

「ゆるい糖質制限」では、甘いものや果物も〝ちょっとだけならOK〟ということにしています。

私もそうですが、甘いものが好きな人の脳には、その「おいしさの記憶」が〝絶対に忘れられないくらい〟に深くインプットされてしまっています。そういう人が甘いものを全面禁止にしてしまうと、日々気づかないうちに食べられないストレスが蓄積していって挫折してしまうでしょう。

だから、甘いものや果物に関しては、〝食べすぎちゃいけない〟というブレーキをかけつつも、「自分をちょっとだけ甘えさせるような感覚」で、少量だけを食べるようにしていくほうがいい。たとえば、次の3つを頭の隅に置きながら、甘いものとつき合うようにしてはどうでしょう。

▼少量だけ食べて、視界から消す

甘いものや果物のブドウ糖は、口に入れるとスピーディーに脳に届きます。このため、脳の摂食欲求を早く満足させやすく、ひと口かふた口食べただけでもけっこう食欲が満たされてしまうことが多いのです。

ただ、目の前に置いておくとだらだら食べ続けてしまうことが多いので、**ある程度満足したら視界範囲から消してしまう**ことが大切。私の場合、ケーキや甘い果物は少量を食べて脳を満足させたら、残りは妻に渡して食べてもらうようにしています。

▼「食後のデザート」として摂る

甘いものや果物は、空腹状態で摂ると血糖値を急上昇させてしまいます。しかし、必ず食後に摂るようにしていれば、その心配はありません。とりわけ、**食事で食物繊維を多く**

甘いものや果物を食べるときのコツ

1 「少量だけ」を守る

まったく食べないのはかえってＮＧ。「たまのぜいたく品」「自分へのごほうび」のような感覚で、少量だけを摂るように習慣づけていくのがおすすめ。

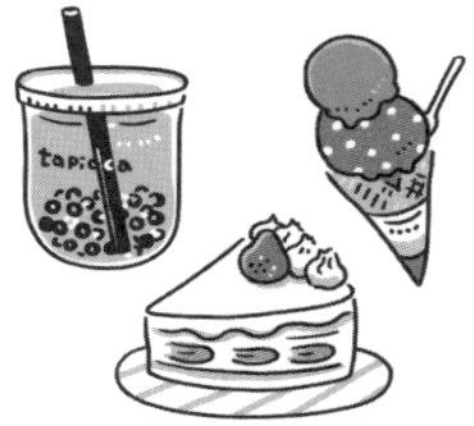

2 必ず「食後」に摂る

甘いものは、空腹時に摂るのと食後に摂るのとで、血糖値の上がり方がまったく違ってくる。「必ず食後のデザートとして食べる」と決めてしまおう。

3 低糖質スイーツを利用する

低糖質スイーツなら、糖質摂取を少なく済ませられ、脳の甘いものへの欲求を満足させることができる。甘いもの好きの人は、積極的に活用しよう。

摂っていれば、血糖値の上昇幅をより小さくすることが可能。ですから、食後のデザートとして少量だけを摂るように習慣づけてしまうのがおすすめなのです。

▼低糖質スイーツを利用する

最近は、ケーキ店や和菓子店、コンビニなどでも、**糖質含有量を抑えた「低糖質スイーツ」**をよく見かけるようになりました。これであれば、それほど摂りすぎを気にかけることはないでしょう。

なお、私はこうした低糖質スイーツに独自のアレンジを加え、より満足感を高めたうえで食べるようにしています。くわしくは次ページでご紹介することにしましょう。

POINT

甘いものは、食後のデザートとして食べれば少量でも満足できる。低糖質スイーツの利用もおすすめ。

藤田流・低糖質スイーツなら、気がねなく甘いものを楽しめる！

元気になる低糖質アイス

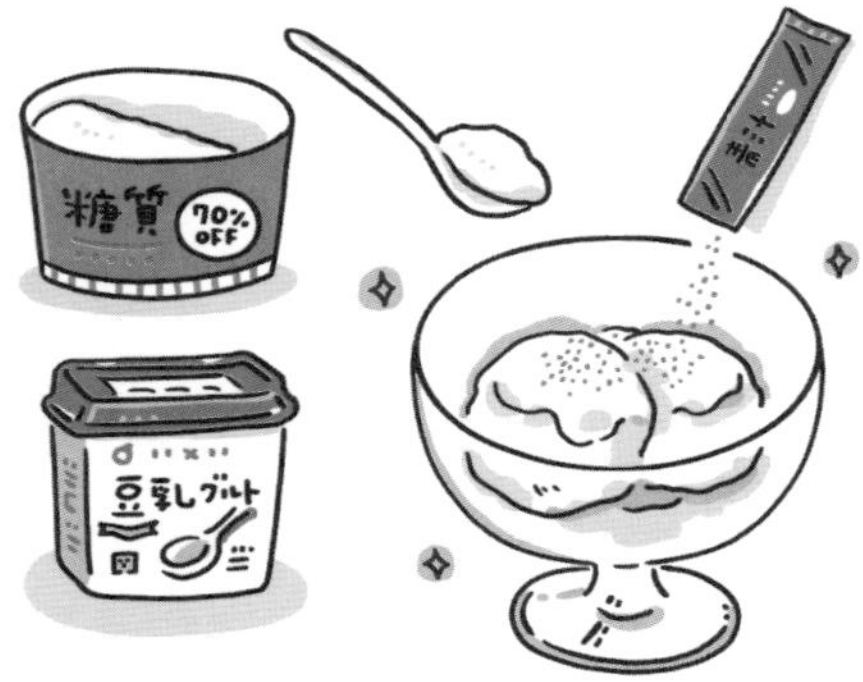

ゴージャスな低糖質どらやき

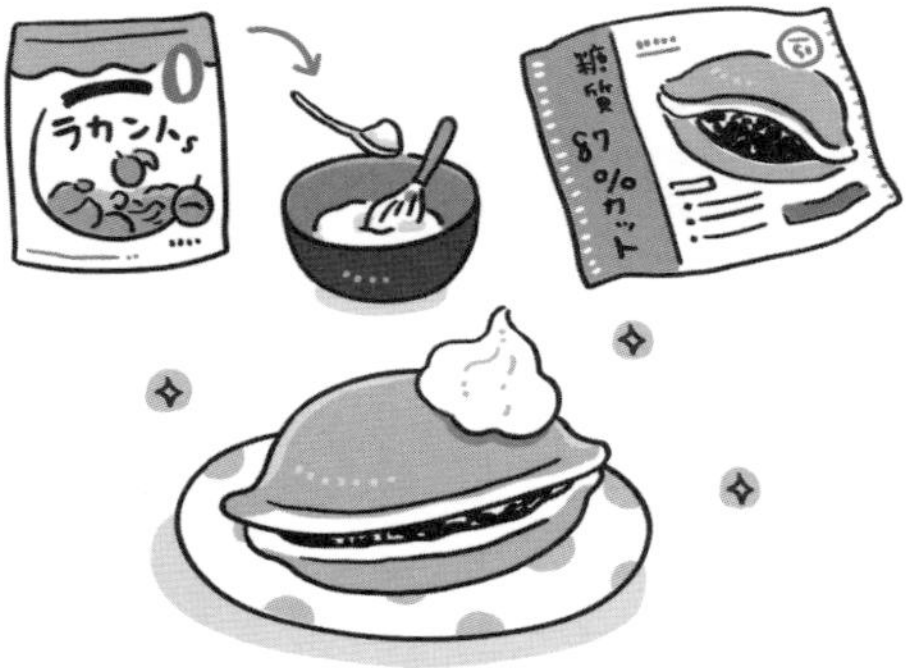

簡単にできるレアチーズケーキ

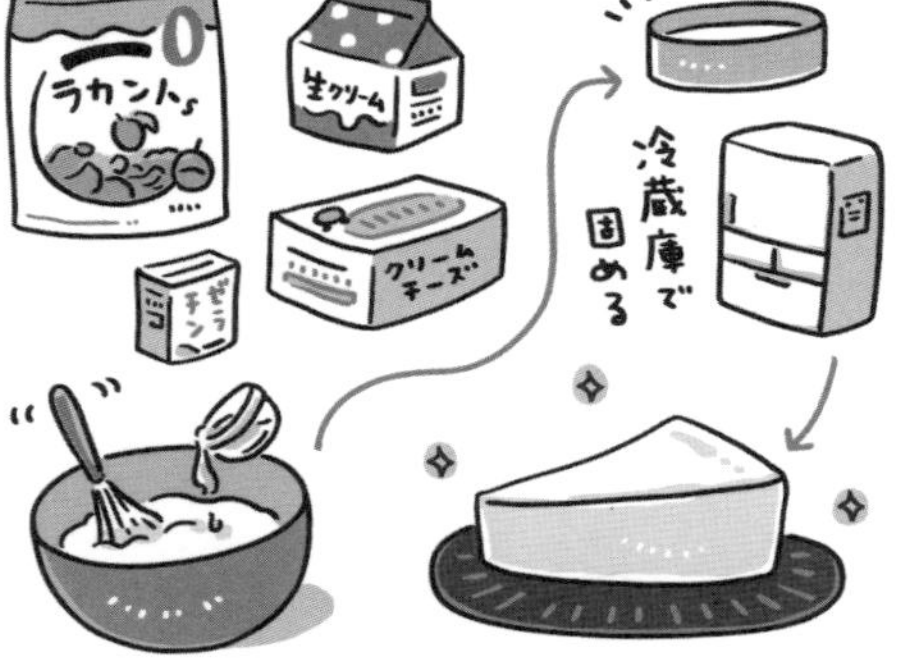

シナモンパウダー or 青汁の粉末 ＋ 豆乳グルト（マルサンアイ） ＋ 低糖質のアイスクリーム（シャトレーゼ） ＝

市販の低糖質アイスクリーム（シャトレーゼなどで購入）のカップ半分に、豆乳ヨーグルト（商品名は「豆乳グルト」マルサンアイ発売）を加え、シナモンパウダーか青汁の粉末を少量振りかけて出来上がり。青汁粉末はほどよい苦みがあって、甘さをいっそう引き立ててくれます。

生クリーム ＋ ラカント（サラヤ） ＋ 低糖質のどらやき（シャトレーゼ） ＝

市販の低糖質どらやき（シャトレーゼなどで購入）に、ラカントを混ぜた生クリームをトッピング。ラカントとはカロリーゼロの天然甘味料（サラヤ発売）。これを入れて軽くホイップした生クリームを載せるだけで、とてもゴージャスな甘みを味わうことができるのです。

生クリーム ＋ ラカント（サラヤ） ＋ クリームチーズ ＝

市販のクリームチーズに、生クリームとラカント（カロリーゼロの天然甘味料：サラヤ発売）を混ぜ合わせます。ここにゼラチンパウダーを入れて、冷蔵庫で冷やし固めれば、レアチーズケーキの出来上がり。とても簡単に「手づくり低糖質スイーツ」を味わうことができます。

肉はちゃんと食べることが大切
おすすめは週2回のステーキ

○中高年こそ肉のパワーを摂るべき

「ゆるい糖質制限」を行なっていると、次第に体内の余剰ブドウ糖が減ってきて、体がたんぱく質と脂質をエネルギー源として使うようになっていきます。

だから、たんぱく質と脂質はしっかり摂ることが大切。ダイエット中だからといってこれらの摂取まで抑えてしまうと、筋肉量が減って代謝が落ちてしまい、「やせにくくなる」「疲れやすくなる」「元気がなくなる」など、ろくなことがありません。

とりわけ、ちゃんと食べなくてはならないのが肉類です。**肉はたいへん良質なたんぱく源であり、体に必要不可欠なアミノ酸が豊富に含まれています。**これらのアミノ酸が、筋肉をつくったり体を動かしたりするための欠かせない材料となるのです。

また、アミノ酸は、体だけでなく、心の維持にも大きな役割を果たしています。たとえば、肉に多いアミノ酸の一種・トリプトファンは、脳内物質のセロトニンをつくる材料になります。このセロトニンは精神を安定させ、うつ病などの心の不調を防ぐのに欠かせない働きをしているのです。

さらに、肉に多く含まれるコレステロールも、体にとって必要不可欠。わたしたちの体の細胞膜はコレステロールでできていますし、消化液の胆汁やビタミンDもコレステロールを材料につくられています。それと、男性ホルモン、女性ホルモン、副腎皮質ホルモンなどの各種ホルモンも、コレステロールをもとにつくられています。とりわけ、中高年以降になると男性はテストステロン、女性はエストロゲンが減ってきますので、これらのホルモンを不足させないためにも、肉を食べてし

肉の摂取は心身の健康維持に欠かせない

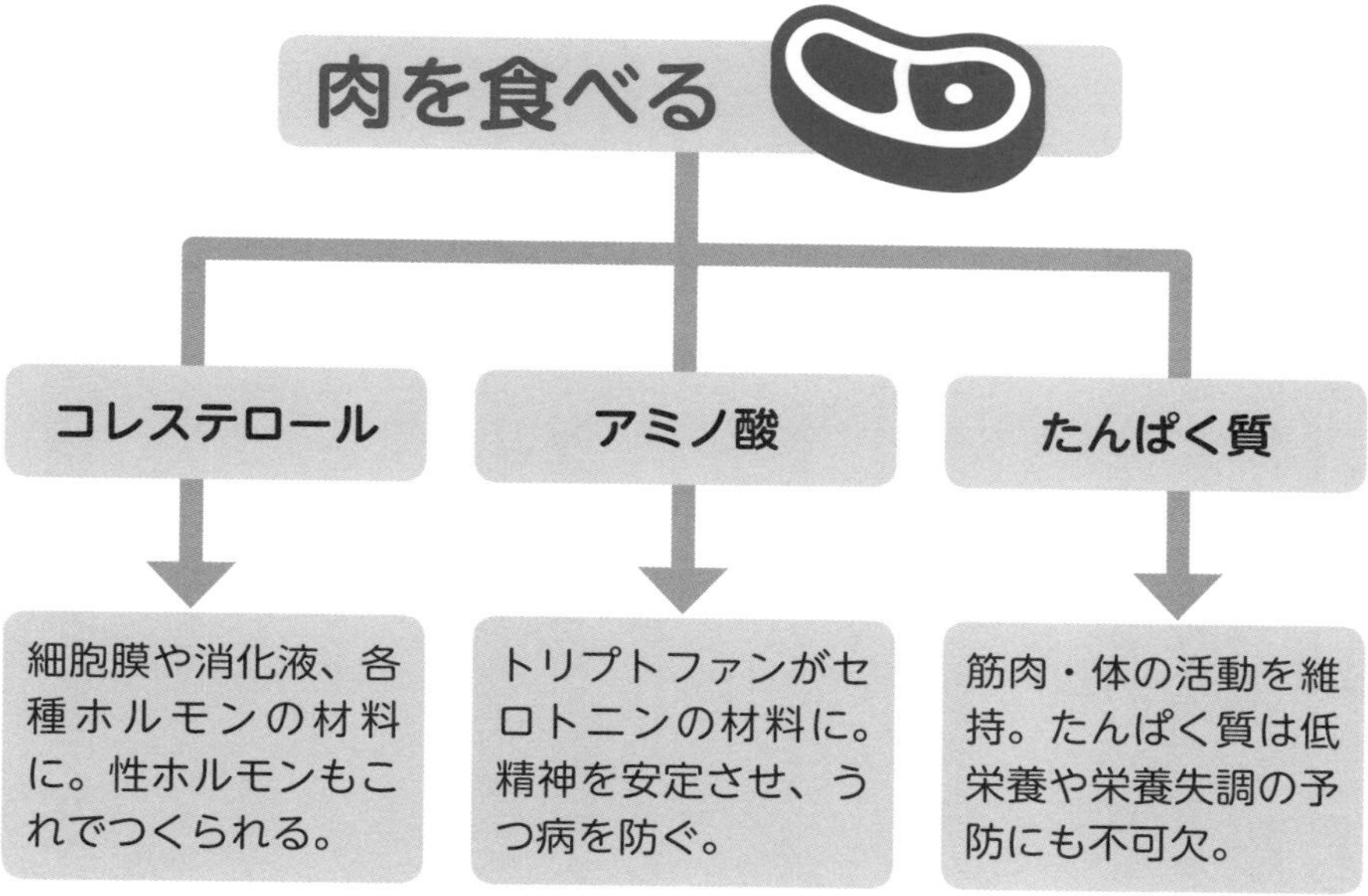

っかりコレステロールを補っていく姿勢が大切となります。

だから、**50代以降の中高年こそ、肉をちゃんと食べるべき**。食べる量や頻度に関しては、私はかねてから週に2回、ステーキを食べることをおすすめしています。肉はあまりに摂りすぎても、あまりに摂らなさすぎてもダメ。週2回ガッツリと食べるくらいがちょうどいいのです。

みなさんも「今日はお肉の日」と決めたら、その日は〝体に必要なアミノ酸やコレステロールをしっかり摂るんだ〟というつもりで食べてみてください。そして、肉のパワーをうまく健康に生かしていくようにしましょう。

POINT

肉に含まれるアミノ酸やコレステロールは、体を維持していくために不可欠。不足させてはいけない。

「肉はいくらでも食べていい」と勘違いしていませんか？

○肉の食べすぎは腸内のデブ菌を増やす

糖質制限ダイエットをやったことのあるみなさんに質問です。みなさんは、「糖質を控えてさえいれば、肉はいくらでも食べていい」と思ってはいませんか？

でも、それは大間違い。前の項目で述べたように、肉の栄養は体に必要不可欠なものですが、だからと言って、無制限にたくさん食べていいというわけではありません。

その理由は、肉を食べすぎると腸内にデブ菌が増えてしまうからです。

先述したように、肉はデブ菌や悪玉菌の大好物。たとえば、焼き肉をおなかいっぱい食べた翌日、おならのニオイが臭くなりますよね。これは肉というエサを得たデブ菌や悪玉菌が腸内で大増殖した証拠。つまり、**普段から肉を大量に摂っていると、デブ菌が増えて太りやすくなってしまう**わけです。

とにかく、糖質制限系のダイエットをやっている人の場合、肉の摂りすぎがやせるのを妨げる盲点となっていることが多いので注意してください。常識的な量を食べている分には問題ないので、あくまで「食べすぎ」に気をつけていけばいいのです。

また、**肉を食べた際は、その前後に酢キャベツを多めに摂る**ことをおすすめします。もちろん、「週2回のステーキ」を食べる場合も、食前にたっぷりの酢キャベツを摂るといいでしょう。そうすれば、腸内でデブ菌がのさばるのを抑えられ、ヤセ菌優勢の腸内細菌バランスを維持していくことができるはずです。

POINT

糖質を控えていれば、肉はいくら食べてもいいわけではない。食べすぎを控えてデブ菌の増殖を防ごう。

糖質制限をやっている人が陥りやすい落とし穴

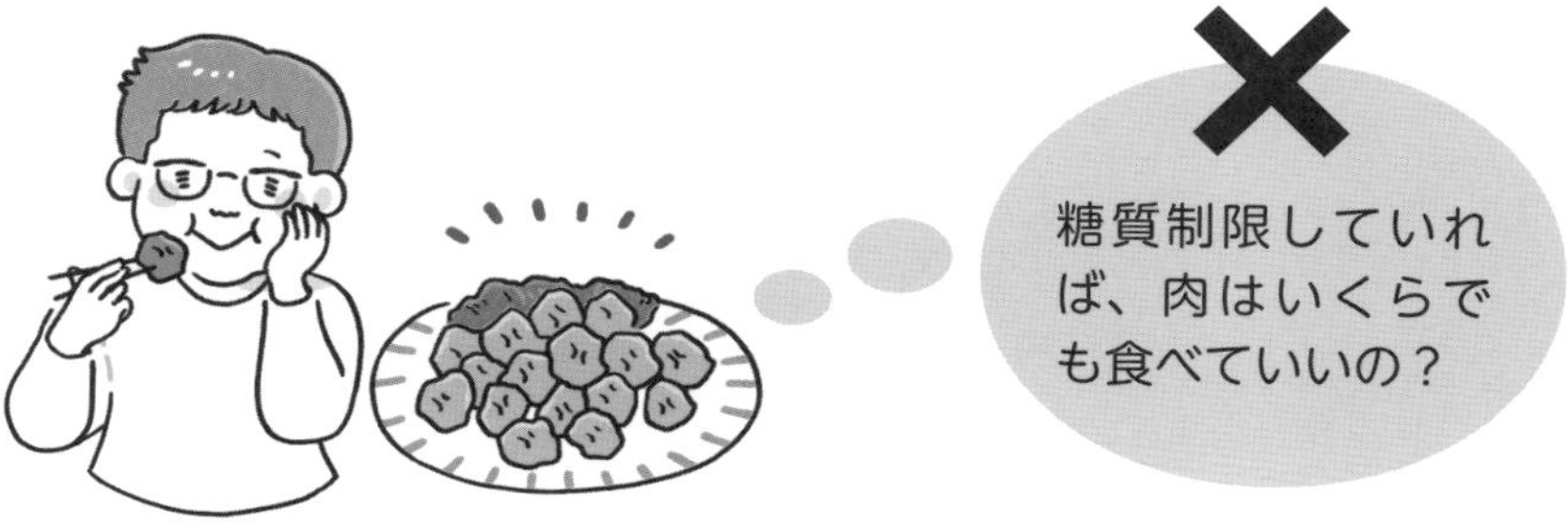

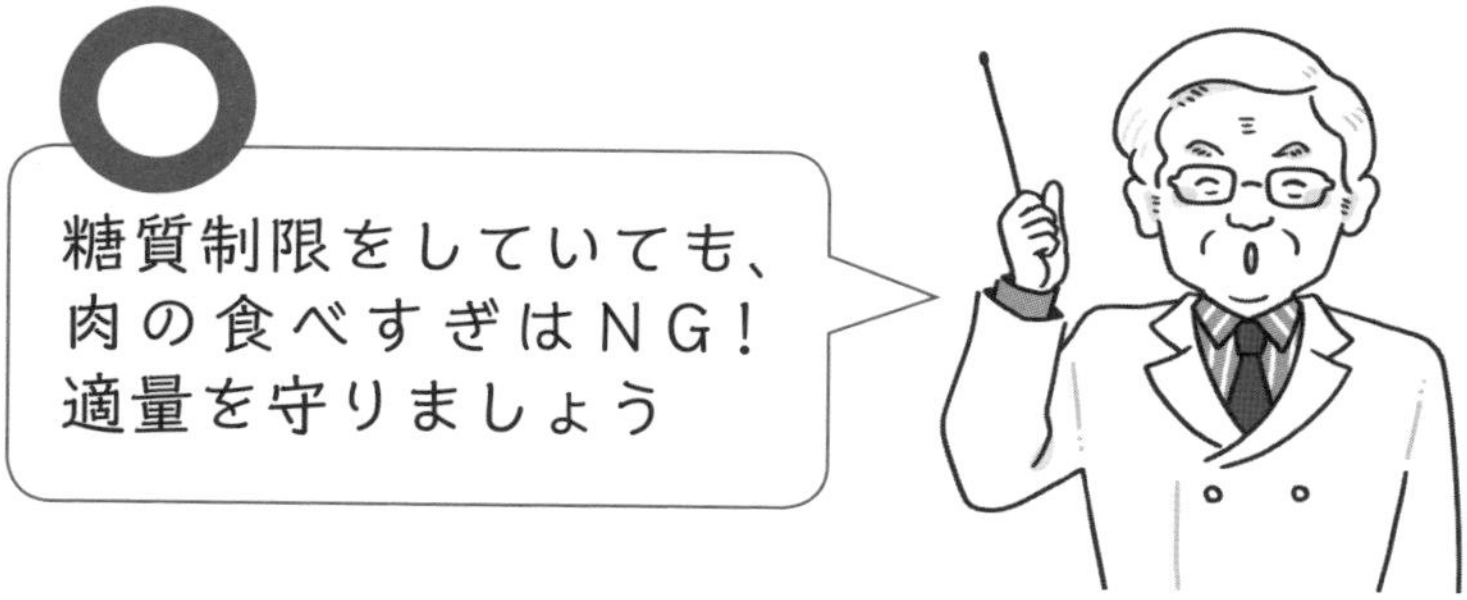

肉の食べすぎがNGな理由は…

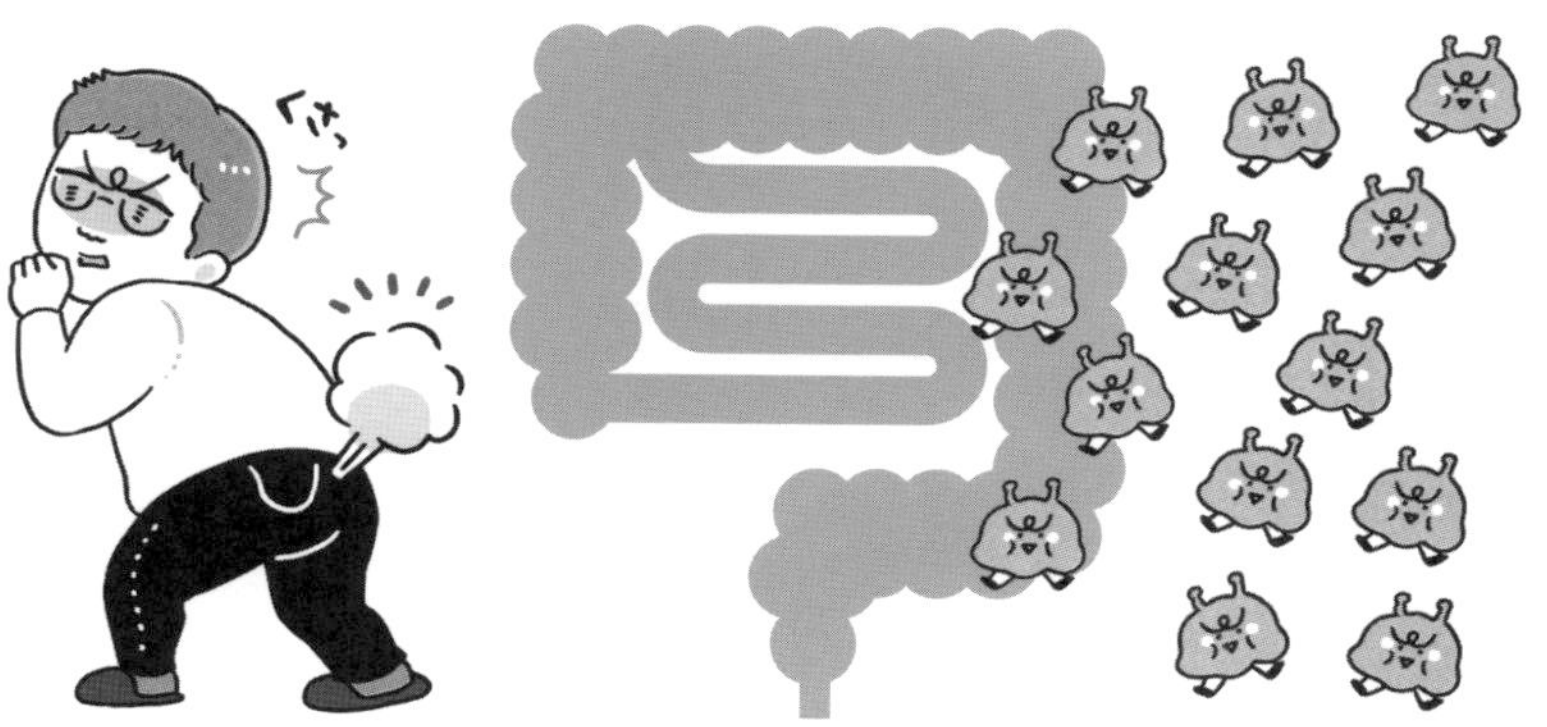

おならが臭くなったら要注意！

肉を食べすぎると、腸内にデブ菌が増えてしまう

「お・な・か・は・す・き・や・よ」は、ダイエット効果を高める合言葉

○ヤセ菌を増やすお助け食材を活用

腸内にヤセ菌を増やすには、食前酢キャベツを習慣づけていくのがいちばん。ただ、キャベツ以外にも、ヤセ菌や善玉菌を増やすのに有効な食べ物はあります。そして、そうした食べ物を普段から意識して摂るようにしていけば、よりヤセ菌が増えて、ダイエット効果をいっそう引き出していくことにつながるのです。

私は、ヤセ菌を増やす食事のスローガンとして**「お・な・か・は・す・き・や・よ」**を頭に入れておくことをおすすめしています。

左ページをご覧ください。「お」はオリゴ糖、「な」は納豆などのネバネバ食品、「か」は海藻、「は」は発酵食品、「す」はお酢、「き」はきのこ類、「や」は野菜、「よ」はヨーグルト。つまり、これらの頭文字をいつも頭に入れておいて、なるべく頻繁に食卓に載せるようにしていくといいわけです。

なお、少し補足しておくと、オリゴ糖は腸内で善玉菌のエサになる成分。たまねぎ、長ねぎ、ごぼう、アスパラガス、バナナなどに豊富に含まれ、オリゴ糖を抽出した甘味料も市販されています。また、発酵食品には味噌、酒粕、納豆、チーズ、ピクルス、キムチ、ぬか漬けなどがあり、これらを摂っていると、善玉菌やヤセ菌が増えるのに適した腸内環境がつくられることになります。

ぜひ、「お・な・か・は・す・き・や・よ」をたっぷり摂ってヤセ菌を増やし、効率よくやせる腸をつくっていくようにしましょう。

POINT

普段から腸がよろこぶ食べ物を摂っていれば、ヤセ菌が増えて、ダイエット効果がよりアップする。

ヤセ菌を増やす食事のスローガン

お … オリゴ糖

オリゴ糖は、ビフィズス菌をはじめとした善玉菌のエサになる。市販の甘味料で摂取するのもＯＫ。

な … 納豆（などのネバネバ食品）

納豆、オクラ、ヤマイモ、モロヘイヤ……どれも水溶性食物繊維が豊富で、腸内の免疫を高めてくれる。

か … 海藻

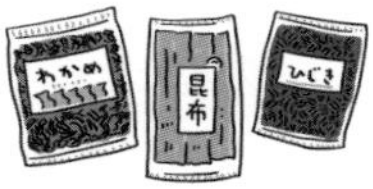

ワカメ、メカブ、昆布、のり、ひじき、もずく……どの海藻にも水溶性食物繊維がたっぷり含まれている。

は … 発酵食品

味噌、酒粕、チーズ、ぬか漬け……発酵食品は腸内を酸性に保って、善玉菌が増えやすい環境を整える。

す … お酢

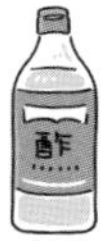

酢は短鎖脂肪酸そのもの。食前酢キャベツだけでなく、酢の物やビネガーサラダなどを積極的に摂りたい。

き … きのこ類

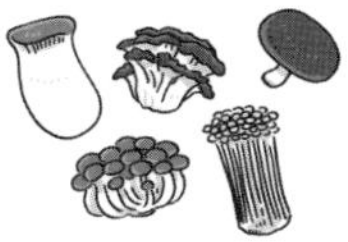

しめじ、えのきたけ、エリンギ、しいたけ、なめこ……水溶性食物繊維が多いだけでなく、免疫力アップにもいい。

や … 野菜

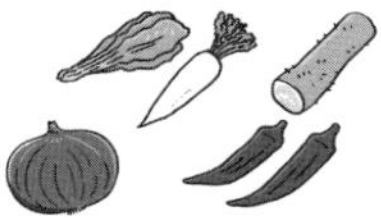

食物繊維摂取のベースになるのは、やはり野菜。キャベツだけでなく、いろいろな野菜を毎日たっぷり摂ろう。

よ … ヨーグルト

ヨーグルトは自分に合ったタイプを見つけることが大切。継続的に摂って腸内環境を改善していこう。

アルコールも問題なし！おすすめは焼酎、ワイン、ウイスキー

○酒も糖質少なめに越したことはない

これから内臓脂肪を落とそうとしている方の中には、「ダイエット中、お酒を飲んでもいいのかどうか」が気になっている人も多いのではないでしょうか。

結論から先に言ってしまうと、飲んでも別に問題ありません。

ただ、飲みすぎは禁物なので、できるだけ適量を守るようにしてください。標準的な適量は、ビールなら中瓶1本、日本酒なら1合、焼酎なら1／2合、ワインならグラス2杯、ウイスキーならダブル1杯。これはあくまで標準的な指標ですので、自分が飲めるタイプなのかどうかをきちんと見極めたうえでつき合っていくことが大切になります。

それと、なるべくであれば、糖質が少なめのお酒を中心に飲むようにするといいと思います。**糖質を含まず、安心して飲めるのは、焼酎やウイスキーなどの蒸留酒**。最近人気のハイボールもおすすめです。また、ワインも糖質が少ないお酒であり、赤ワインには抗酸化作用の高いフィトケミカルが豊富に含まれています。ダイエット中に飲むなら、なるべくこれらのお酒を選ぶといいでしょう。

一方、糖質が多いお酒は、ビールと日本酒です。さらに、甘いジュースで割ったお酒もできれば控えたいところ。もっとも、なかには、「最初の1杯はビールじゃないと……」「やっぱり日本酒じゃなきゃ」という方もいらっしゃるでしょう。そういう方は、これらのお酒が飲めないことがストレスになってもいけないので、量や頻度を少なめにして飲むようにしていけばいいと思います。

なお、居酒屋をよく利用する方は、つまみ

「選びたいお酒」と「控えたいお酒」

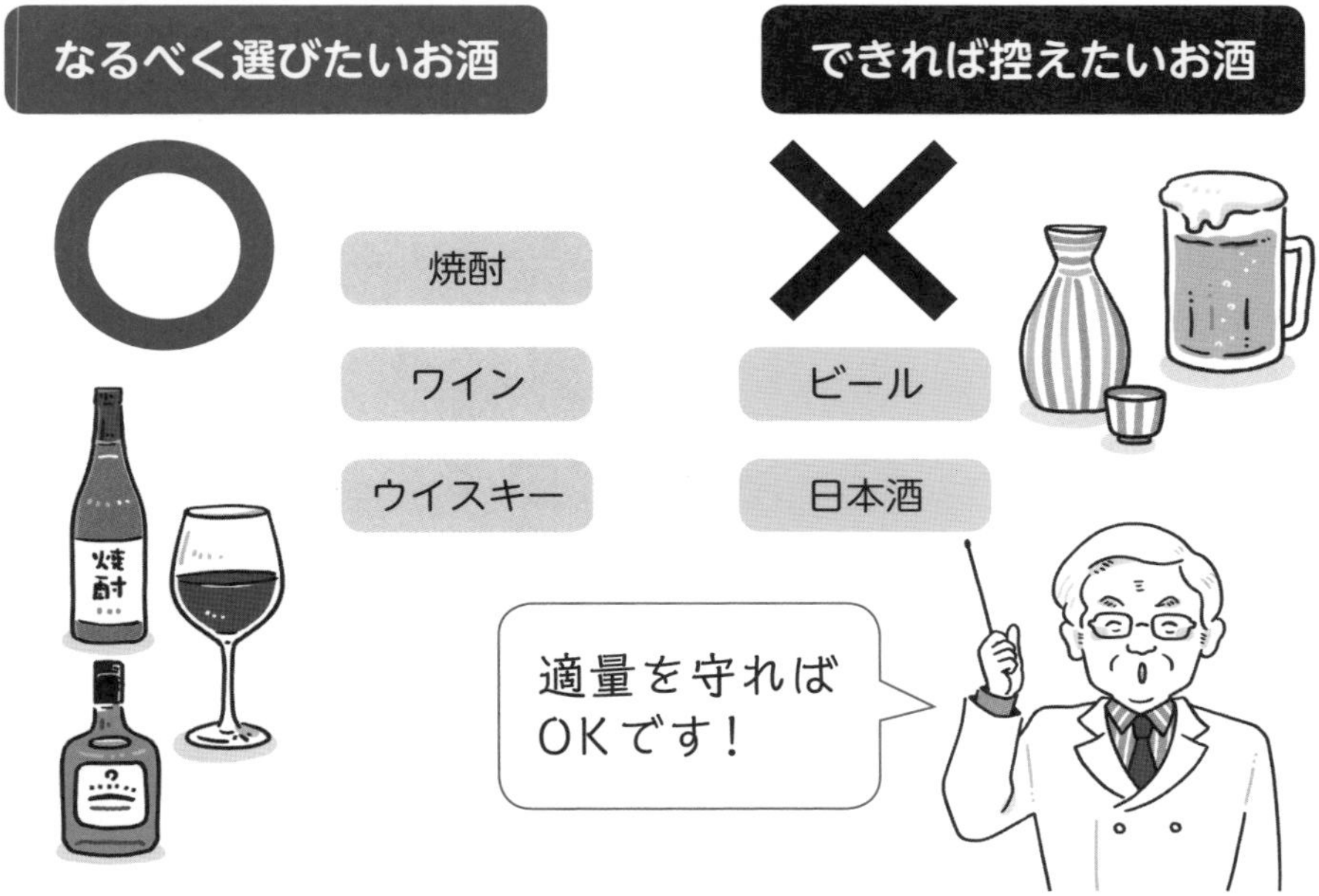

もうまくセレクトしていくことをおすすめします。

たとえば、積極的に選びたいのは、サラダ、枝豆、きのこのホイル焼きなど、**食物繊維豊富なメニュー**。マグロ納豆やキムチ、チーズなどの**発酵食品系メニュー**もいいですね。

逆になるべく控えたいのは、お茶漬け、焼きおにぎり、ピザ、フライドポテトなどの炭水化物系メニュー。最近の居酒屋には健康を意識したメニューをそろえている店が多いので、つまみをうまく組み合わせれば、お酒の席もたいへんダイエット向きになるのです。

おすすめメニューについては、次ページでくわしく紹介します。

POINT

晩酌をするなら、ビールや日本酒よりも、焼酎、ウイスキー、ワインを選ぶほうがおすすめ。

つまみをかしこく選べば、居酒屋はダイエット食堂になる！

○ なるべく選びたい やせメニュー

ワカメ酢・もずく酢
各種サラダ
お刺身盛り合わせ
マグロ納豆
きのこのホイル焼き

× できれば控えたい デブメニュー

シメのお茶漬け
焼きうどん
焼きおにぎり
ポテトサラダ

チーズ盛り合わせ
焼き鳥（塩）
ミックスナッツ
冷やしトマト
枝豆
おでん
するめ
エイヒレ
ほうれん草のおひたし

アドバイス

メニューをよく見れば、食物繊維たっぷりのサラダをはじめ、ダイエット向きのつまみがたくさん見つかるはず。かしこく選べば、「居酒屋ダイエット」が可能。

フライドポテト
コーンバター

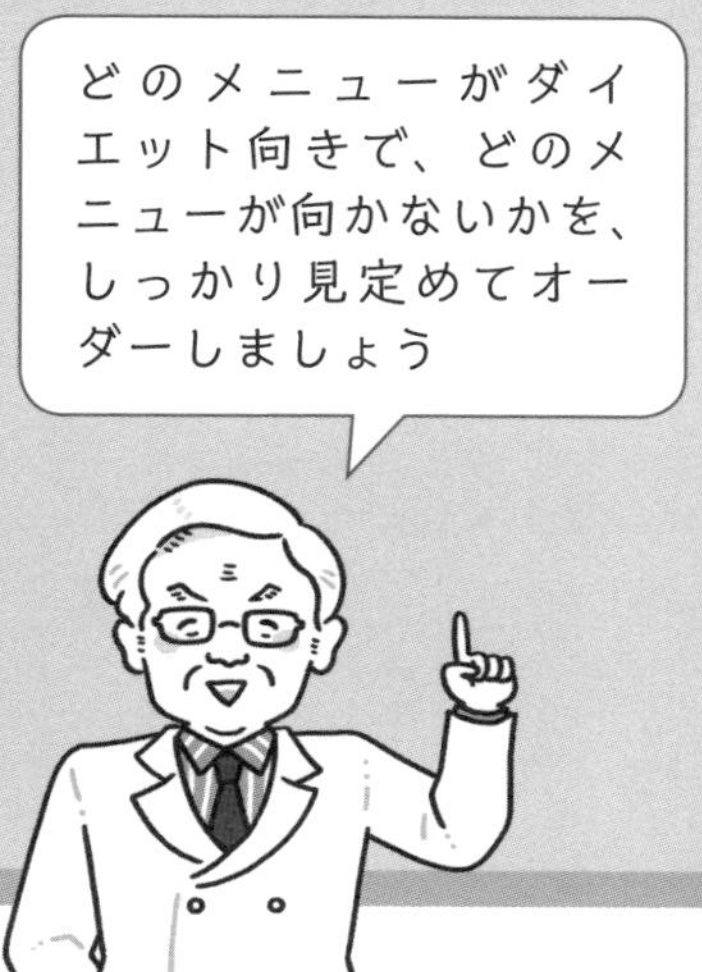

アドバイス

お茶漬け、焼きおにぎり、焼きうどんなど、炭水化物系のメニューはなるべく避けよう。50歳からは、お酒を飲んだ後の「シメの炭水化物」の習慣は、卒業してしまうほうが無難。

第3章のまとめ

1 ＞ 食前酢キャベツは１回 100g、最低１日１回が基本。白い炭水化物を摂ったときには、酢キャベツを多めに食べてカバーする。

2 ＞ 最近は外食でも糖質オフのメニューや食品が充実している。これらをかしこく利用しよう。

3 ＞ 肉は控えすぎても食べすぎてもいけない。おすすめなのは週２回ペースのステーキ。

4 ＞ 甘いものや果物は、デザートとして少量を食べるのならＯＫ。低糖質スイーツもうまく活用しよう。

5 ＞ アルコールは、適量を守れば飲んでもＯＫ！なるべくなら、糖質の多いビールや日本酒よりも、焼酎、ワイン、ウイスキーを選ぼう。

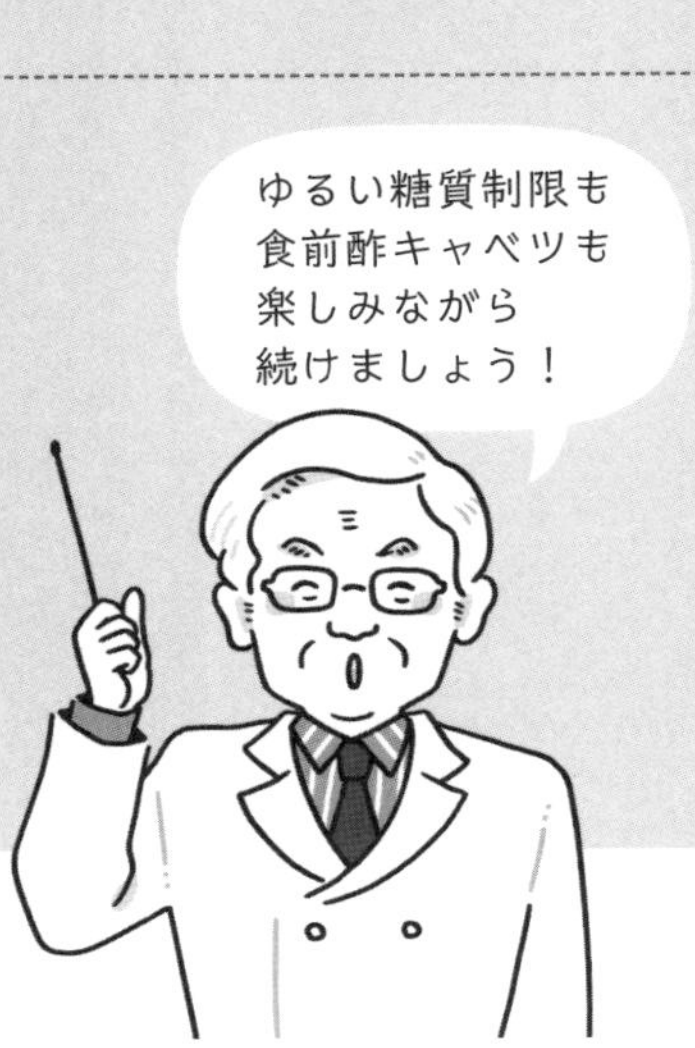

第4章 ▼ 病気リスクを軽減！

あなたの「健康寿命」は、50代で内臓脂肪を落とせるかどうかで決まる！

内臓脂肪を落とすことが最善の健康管理につながる！

中高年の内臓脂肪は健康寿命に関わる

第1章でも述べたように、内臓脂肪が過剰に蓄積すると、さまざまな疾患が引き起こされる可能性が高まり、そのリスクの度合いが健康診断の数値に露骨に表われてくるようになります（P.28参照）。

血糖、血圧、中性脂肪、肝機能、尿酸……みなさんの中にもこうした数値が気になっている方が多いでしょう。担当の医者から「このままじゃマズイよ、やせなさい」と言われている人もいるかもしれません。

しかし、「ゆるい糖質制限&食前酢キャベツ」を日々続けていけば、着実に内臓脂肪を落としていくことができます。そして、内臓脂肪が落ちるとともに、もろもろの健康診断の数値を心配のない範囲へと改善させていくことができるはずです。

私自身がボロボロだった検査値をダイエットによって正常範囲へ戻したことは先に紹介しました（P.9参照）。それ以来、私はとても多くの方々に「ゆるい糖質制限&食前酢キャベツ」をすすめてきました。そして、実行に移したほとんどの方々から〝おかげでやせることができました〟〝おかげで健康診断の数値が改善しました〟と感謝されています。

ですから、ぜひみなさんもご自身の健康を回復させる手段として、「ゆるい糖質制限&食前酢キャベツ」のダイエットを役立てていくようにしてください。

この第4章では、実際に「ゆるい糖質制限&食前酢キャベツ」にトライした方々の体験レポートを交えつつ、このダイエットが数々の生活習慣病を防ぐ理由を説明していくことにしましょう。

とにかく、内臓脂肪がたまりやすくなる中

内臓脂肪の量が健康寿命の分かれ道となる

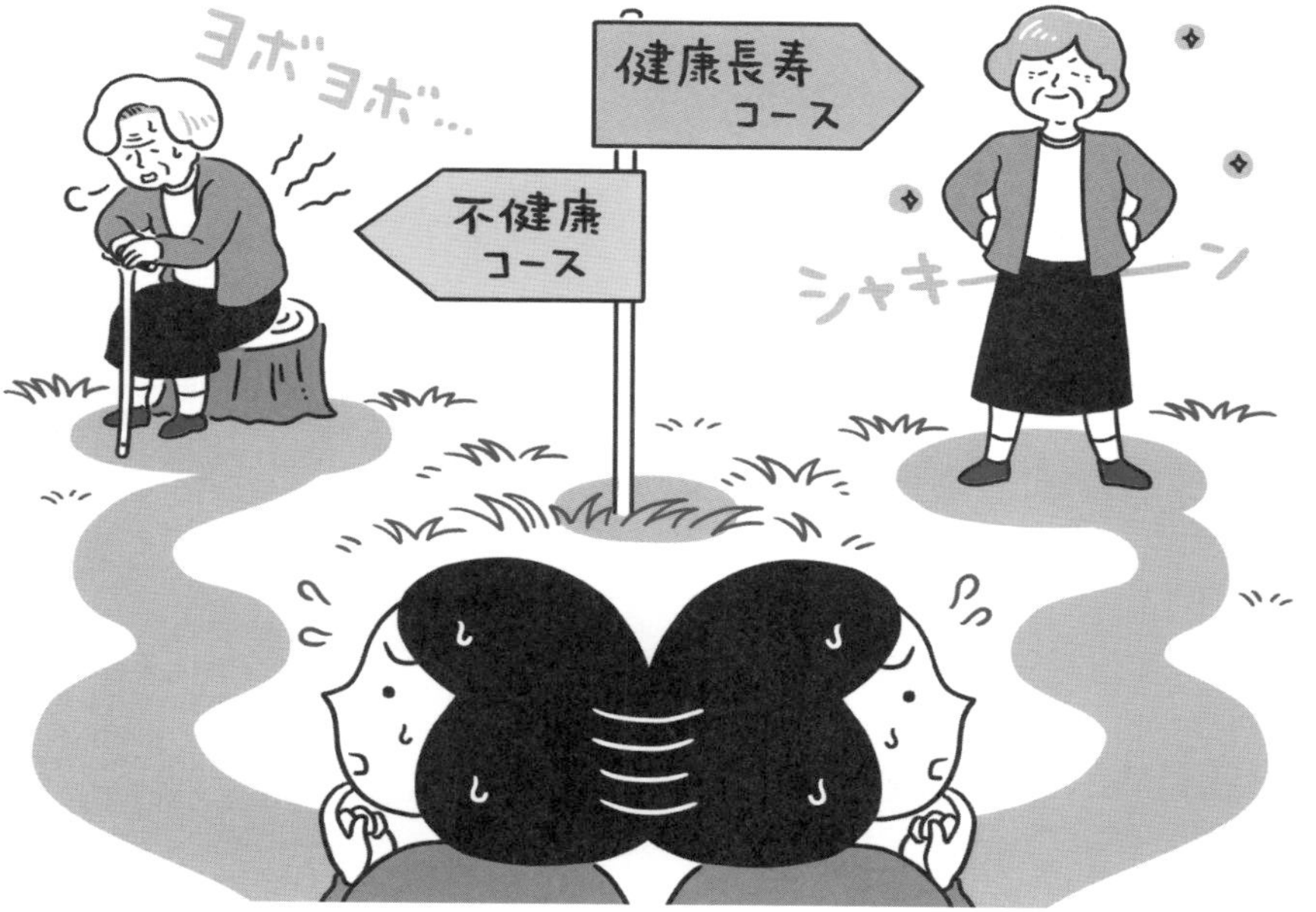

高年の時期は、健康寿命を左右する大きな曲がり角。このまま体内を内臓脂肪だらけにしてしまえば、この先の人生、あれこれの病気で苦しむようになっていくでしょう。一方、いまダイエットを実行して内臓脂肪をごっそり落としてしまえば、この先の人生、大きな病気や不調に悩まされることなく、無事に過ごしていけるのではないでしょうか。

つまり、いま、しっかりと**内臓脂肪を落とすかどうかで、先々の健康に大きな差がつく**のです。だからみなさん、「ゆるい糖質制限&食前酢キャベツ」を行なって、これから先の人生をより健康に生きられる方向へシフトしていきましょう。

POINT

いま、ダイエットを行なって内臓脂肪を落としておくかどうかで、先々の健康に大きな差がつく。

ダイエットレポート

「ゆるい糖質制限&食前酢キャベツ」に男女５名がチャレンジ！

ベルトの穴が２つ縮まって、便秘がてきめんに解消した！

Ａ・Ｎさん（52歳・男性・身長１７１㎝）

40代前半まで72～73kgで体重をキープできていたのに、50代が近づくにつれて体重が増え、52歳になってとうとう77kg台になってしまいました。腹囲もどんどんふくらんで、いつのまにやら典型的な中年太り体型に……。でも、「ゆるい糖質制限&食前酢キャベツ」のおかげで、この〝デブ化の流れ〟にストップをかけることができました。

このダイエットを2週間続けたところ、体重が3kg減り、腹囲も減ってベルトの穴が2つも縮んだのです。おまけにここ数年ずっと悩まされてきた便秘が解消。ダイエット前は週に2、3回だった便通が毎日1回ペースになり、劇的に改善しました。

健康診断の結果も血圧や血糖などの数値が軒並み改善していますし、今回のダイエットは、自分の健康面での悪い流れも断ち切ってくれたのかなと思っています。

2週間後の成果

	前	後	減少
体重	77.2kg	74.0kg	3.2㎏減
腹囲	88.0cm	85.0cm	3㎝減

藤田先生のアドバイス

腸内環境が改善すると便秘がすっきり解消します

デブ菌が減ってヤセ菌が増えてくると、腸内環境が整って腸の活動力がアップします。便秘が解消するのはこのため。下痢の場合も快便へと変わっていきます。

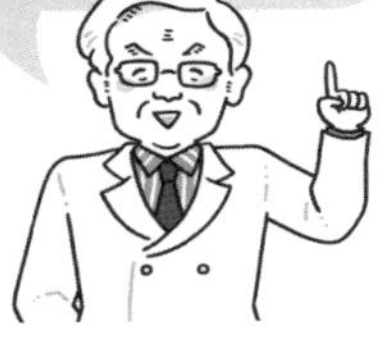

体験内容

自分のできる範囲で白い炭水化物を減らし、１日最低１回は食前酢キャベツを摂る――これを５名の体験者に２週間続けてもらいました。

食前酢キャベツのおかげで、糖質制限がやりやすくなった！

Ｏ・Ｙさん（49歳・男性・身長１６５㎝）

私は「炭水化物大好き人間」で、もう何年も体重オーバーが続いています。少々尿酸値が高めなこともあり、医師からも糖質制限をするようにすすめられていました。

ただ、好きな丼ものやラーメンを減らすのは結構たいへん。体重もなかなか思うように減ってくれず、最近はダイエットへの意欲がしぼみかけていたところでした。

そんな折に紹介されたのが、食前に酢キャベツを摂る習慣。これにトライしたところ、過剰な食欲が抑えられ、少量の食事で満足できるようになって、おかげで、より効率的に炭水化物を減らせるようになったのです。

いま、私はつくりおきの酢キャベツを「自宅用」と「会社用」と2つ用意して、それぞれの冷蔵庫に保存しています。そして、1日2食、酢キャベツの力を味方にしながら、着実にダイエットをしていこうと考えています。

2週間後の成果

	前	後	変化
体重	73.0 kg	70.0 kg	3kg減
腹囲	85.0 cm	81.5 cm	3.5㎝減

藤田先生のアドバイス

酢キャベツを味方につけると、糖質制限の効率がアップ

過去、糖質制限を行なって結果を出せなかった人も多いでしょう。でも、この方のように食前酢キャベツを習慣づければ、着実に成果につなげられるはずです。

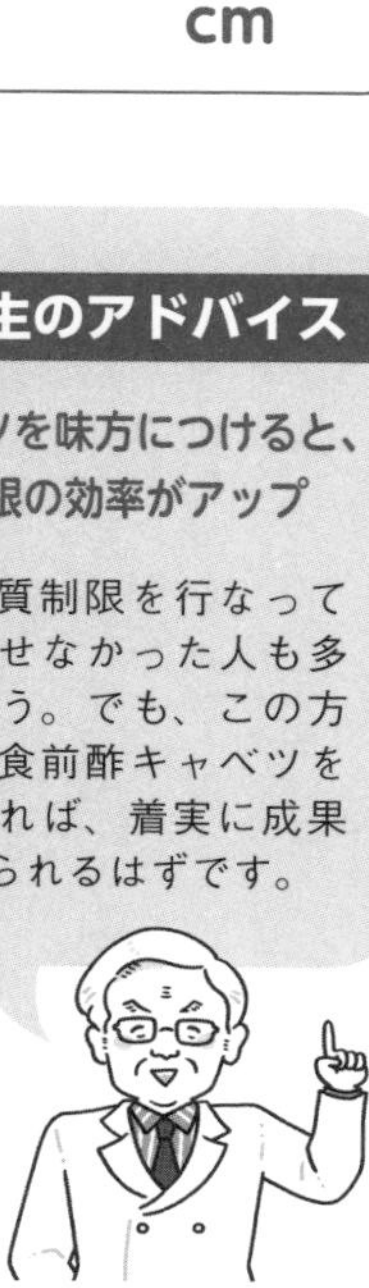

酢キャベツは、アレンジ次第でとてもおいしく食べられる!

K・Sさん（52歳・女性・身長155・5㎝）

私は毎年、お正月休みに3～4kg太ってしまいます。ただ、これまでは日々子育てや仕事に追われているうちに自然に体重が戻っていました。ところが、今年はいつになってもなかなか体重が減ってくれないのです。

危機感をつのらせていたところ、紹介されたのが「ゆるい糖質制限&食前酢キャベツ」ダイエット。私は料理好きなので、「おいしく食べてやせる」をテーマに取り組みました。

すると、酢キャベツの腹持ちがよく、食べる量が抑えられたせいか、2週間で2・4kgの減量に成功。実践しながらいろいろなアレンジを試したのですが、酢キャベツは、多少高くてもおいしい酢を使ったほうがいいですね。さらに、粒マスタードやクミンを加えるとおいしさがアップします。たぶん、こうした工夫をしてキャベツをおいしく食べられたことが成功につながったのだと思っています。

2週間後の成果

	前	後	変化
体重	51.5kg	49.1kg	2.4kg減
腹囲	72.5cm	70.0cm	2.5㎝減

藤田先生のアドバイス

おいしく食べる工夫はとても大切です

食前酢キャベツを毎日の習慣にしていくには、この方のようにアレンジを工夫する姿勢がとても大切。工夫により、飽きずに長く続けていくことができます。

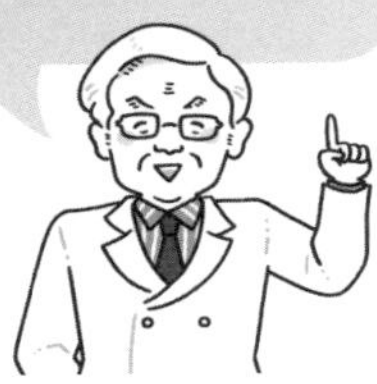

中性脂肪と肝機能の健康診断の数値が改善した！

K・Iさん（45歳・男性・身長174㎝）

腰痛を患って運動不足になったせいか、太りがちになりました。それに健康診断でも中性脂肪や肝機能のガンマGTPなどの項目が引っかかるように……。しかし、「ゆるい糖質制限&食前酢キャベツ」を実践したところ、健康診断の数値が改善！　このダイエットに出会えたことに感謝しています。

2週間後の成果

体重	74.0kg	▶ 72.3kg	1.7kg減
腹囲	92.0cm	▶ 90.5cm	1.5㎝減

酢キャベツのダイエットはお酒が好きな人にもおすすめ！

M・Kさん（57歳・女性・身長159・7㎝）

私は全国の酒蔵巡りを趣味にしていて、夜はいつも糖質を摂らずに、お酒とつまみだけ。酢キャベツはお酒のアテとしてもけっこうイケるので、飽きっぽい私でも続けることができました。代謝が落ちて年々やせにくくなっていますが、食前酢キャベツを習慣化して健康的にやせていきたいと考えています。

2週間後の成果

体重	53.0kg	▶ 51.5kg	1.5kg減
腹囲	75.0cm	▶ 72.5cm	2.5㎝減

「ゆるい糖質制限&食前酢キャベツ」の健康効果①

高血圧予防

○内臓脂肪が減れば血圧も安定する

内臓脂肪が増えると、インスリンの効きが悪くなり、細胞がブドウ糖をスムーズに取り込めなくなります。すると、脳が膵臓に命じて大量のインスリンをつくらせるようになります。このインスリンの過剰分泌が続くと、交感神経が刺激されて高血圧になりやすくなるのです。

つまり、高血圧のもともとの原因は内臓脂肪蓄積のようなもの。だから、「ゆるい糖質制限＆食前酢キャベツ」の食習慣で内臓脂肪を着実に減らしていくのが、血圧を安定させ、高血圧を防ぐのにおすすめの方法であるわけです。

「キャベツの抗酸化作用」と「酢の血圧降下作用」に注目！

それに、「キャベツ」や「酢」の効用も見逃せません。そもそも高血圧は、活性酸素によって血管内壁が傷つけられると陥りやすくなるのですが、先述したようにキャベツはたいへん抗酸化作用が高く、活性酸素の弊害を防ぐのに一役買ってくれるのです。

また、酢を毎日大さじ1杯（約15㎖）摂ると、血圧を下げる効果があることも明らかになっています。もっとも、この効果には持続性がなく、酢の摂取をやめると血圧が元に戻ってしまいます。ですから、毎日欠かさず食前酢キャベツを摂っていけば、キャベツや酢の効用が生かされ、血圧を安定させることへとつながっていくわけです。

「ゆるい糖質制限＆食前酢キャベツ」の健康効果②

糖尿病予防

多くの作用が複合的に働いて高血糖と糖尿病を防ぐ！

○膵臓のインスリン分泌がよくなる

糖尿病は、膵臓から分泌されるインスリンの効きが悪くなり、血液中にブドウ糖があふれて全身の血管がもろくなっていく病気です。もともとインスリンの分泌量が少ない日本人は糖尿病になりやすく、とりわけ中高年になって内臓脂肪がたまってくると、インスリンの働きが落ちて糖尿病になりやすくなっていきます。

しかし、「ゆるい糖質制限＆食前酢キャベツ」を実践すると、単に体内に入ってくる糖質の量が抑えられるというだけでなく、酢キャベツのさまざまな効用が糖尿病予防に役立つことになるのです。

まず、食事の最初に酢キャベツを摂ると、食物繊維が血糖の急上昇を防ぎ、インスリンを分泌する膵臓の負担を軽くすることになります。さらに、腸内にヤセ菌が増えて短鎖脂肪酸がつくられると、「インクレチン」というホルモンが分泌されるようになります。このインクレチンは、糖尿病治療薬に使われていることからも分かるように、膵臓を刺激してインスリンの分泌をよくする作用を持っているのです。

そのほか、酢に含まれる酢酸やアミノ酸にも糖尿病を予防するのに役立つ作用があります。こうした健康効果が複合的に働いて高血糖や糖尿病を効率よく防いでいくことができるわけです。

「ゆるい糖質制限＆食前酢キャベツ」の健康効果③

脳卒中・心臓病予防

**血管を良好な状態に保って
動脈硬化のリスクを下げる！**

○キャベツの抗酸化作用が効力を発揮

よく知られるように、脳卒中や心筋梗塞などの血管系の疾患は動脈硬化から始まります。また、動脈硬化を進行させる原因となるのが内臓脂肪の蓄積。内臓脂肪が増えると、アディポネクチンなどの善玉物質の分泌が減り、ＰＡＩ《バイ》－１《ワン》などの悪玉物質の分泌が増えて、たいへん動脈硬化が進みやすい状態になってしまうのです。

だから、「ゆるい糖質制限＆食前酢キャベツ」の実践によって内臓脂肪を減らしていくことが、動脈硬化の進行を防ぎ、ひいては脳卒中や心臓病を予防することへとつながっていくわけです。

それと、活性酸素も動脈硬化進行の大きな原因となります。血液中のコレステロールや中性脂肪が活性酸素によって酸化すると、過酸化脂質となって血管壁を傷つけたり血流を悪くしたりするように作用するのです。つまり、問題を引き起こしているのは、コレステロールや中性脂肪ではなく、活性酸素なのです。

ただ、酢キャベツを毎日摂り続けていれば、キャベツの抗酸化力が活性酸素の害を減らし、過酸化脂質の発生を防いでくれます。さらに、酢にはカルシウムの吸収率を高める働きがあり、これも血液がドロドロになるのを防ぎ、動脈硬化予防に役立ってくれることになります。

「ゆるい糖質制限&食前酢キャベツ」の健康効果④

がん予防

キャベツには非常に強力ながん予防作用がある！

よく世間では、がんを予防する対策として定期健診の重要性が叫ばれていますが、私は1日3食酢キャベツを食べるほうが予防になるのではないかとさえ考えています。

また、内臓脂肪の蓄積もがんの発症リスクを高めるとされています。近年の研究で、内臓脂肪の放出するさまざまな炎症物質に細胞のがん化を促す作用があると見られているのです。

ですから、「ゆるい糖質制限&食前酢キャベツ」の食習慣を続けていけば、内臓脂肪を減らしつつ、キャベツの効用が働いていくことになり、がん予防効果をたいへん効率よく引き出していくことが可能となるわけです。

○活性酸素を抑えてがんの発生を防ぐ

先にも述べたように、米国の国立がん研究所がまとめた「がんを予防する食品研究」において、キャベツはニンニクに次ぐナンバー2とされています。ニンニクは日々そうたくさん摂るわけにはいかないので、実質的にキャベツが1位だと言っていいでしょう。

がん細胞は、活性酸素を浴びて劣化した正常細胞が突然変異することで発生します。だから、強力な抗酸化作用のあるキャベツを日々摂っていれば、活性酸素の作用が抑えられ、がん細胞の発生を未然に防ぐ作用が期待できるのです。

「ゆるい糖質制限&食前酢キャベツ」の健康効果⑤

認知症予防

2つの認知症発症リスクを着実に減らすことができる！

○活性酸素が脳へ影響するのを抑える

内臓脂肪の蓄積は、認知症の発症リスクも高めます。米国で行なわれた研究で、中年期に肥満だった人は、高齢になってアルツハイマー型認知症を発症するリスクが3倍高くなることが分かっているのです。

また、認知症の発症には、活性酸素も非常に大きく影響しています。アルツハイマー型認知症は活性酸素が脳のたんぱく質を酸化・変性させることが引き金となりますし、脳血管性認知症は活性酸素が脳の血管を傷つけて老化させることが発症の引き金となります。このように、どちらのタイプの認知症も、活性酸素によって発症・進行すると言っても過言ではないのです。

そこで、「ゆるい糖質制限&食前酢キャベツ」です。この食習慣を続けていけば、「内臓脂肪」と「活性酸素」という認知症の発症リスクを2つとも着実に減らしていくことが可能となります。とりわけ、キャベツの抗酸化作用は強力ですから、毎日摂り続けていけば、活性酸素の脳への影響をかなり抑えられるはずです。

50代、60代ともなれば、そろそろ認知症リスクに不安を覚える時期。でも、このダイエットを継続して行なっていけば、そのリスクを軽減させるのにも大いに役立つのではないでしょうか。

「ゆるい糖質制限&食前酢キャベツ」の健康効果⑥

肝臓病予防

脂肪肝の進行を防いで
疲れた肝臓を回復させる！

○酢キャベツは肝機能の回復にも有効

おなかに内臓脂肪をため込んでいるような人は、たいへん高い割合で肝臓にも脂肪をため込んでいます。

そして、肝臓が中性脂肪やコレステロールでパンパンになり、「脂肪まみれ」のような状態になってしまうのが脂肪肝《しぼうかん》です。肝臓は「沈黙の臓器」と呼ばれますが、この脂肪肝も目立った自覚症状はありません。しかし、何もせずに放っていると、知らず知らずのうちに肝機能が低下してしまい、なかには肝炎や肝硬変、肝がんなどの怖い病気へと移行していく場合もあります。

「ゆるい糖質制限&食前酢キャベツ」の食習慣は、こうした肝臓病の予防にも有効です。キャベツに含まれるビタミンUには、肝臓の働きを活性化する働きがあります。また、同様にキャベツに含まれるビタミンのイノシトールには肝臓にたまった中性脂肪を減らす働きがあり、このため「抗脂肪肝ビタミン」とも呼ばれています。

さらに、酢にも肝機能を改善させる働きがあり、毎日酢キャベツを摂る習慣は、まさに肝臓の疲労回復にうってつけなのです。

きっと、健康診断での肝機能の数値が気になっている人も多いでしょう。そういう方も、ぜひ食前酢キャベツを実践するようにしてください。

内臓脂肪がごっそり落ちると、体の内側からみるみる若返る！

〝おじさん体型〟を卒業できる！

内臓脂肪が落ちると、さまざまな健康の数値が改善しますが、もたらされるのは「数字上の健康」だけではありません。私は、おなかのぽっこりとした脂肪が落ちると、非常に多くの「数字に表われない恩恵」がもたらされると考えています。

なかでも大きいのは**「外見の変化」**です。ぽっこりおなかが凹んできて〝おじさん体型〟が改善されてくると、鏡に映る自分の姿に自信がついてきます。すると不思議なもので、気持ちが引き締まり、考えが前向きになって、仕事の意欲が湧いてきたり、新しいことにチャレンジしたりするようになってくる。ダイエットの成功は、女性だけでなく男性をも大きく変えるものなんですね。

また、先にも述べたように、私の場合、ダイエットによって肌年齢が大幅に回復し、髪もフサフサになりました。正直言って、自分でもびっくりするくらいのレベルで若返ったのです。

肌や髪が若返るのには、代謝、血流、ホルモン分泌などのさまざまな要因が関係しています。きっと、**内臓脂肪が落ちると、こうした体の歯車も一斉に調子よく回り始める**のでしょう。歯車がかみ合って回り出すと、体の内側から自然に若返りのパワーが湧き出てくるのかもしれません。

それに、内臓脂肪が落ちたということは、おなかに詰まっていた脂肪が何キログラムも減ったということ。当然、自分の体が軽く感じられるようになります。

すると、おのずと体を動かしたくなってくるもの。おそらく、歩幅を広げて颯爽と歩くようになり、日々のフットワークが軽くなっ

内臓脂肪を落として健康長寿を実現！

体が軽く、行動力がアップ

髪がフサフサに

疲れがとれやすくなる

体型に自信がつく

肌年齢が若返る

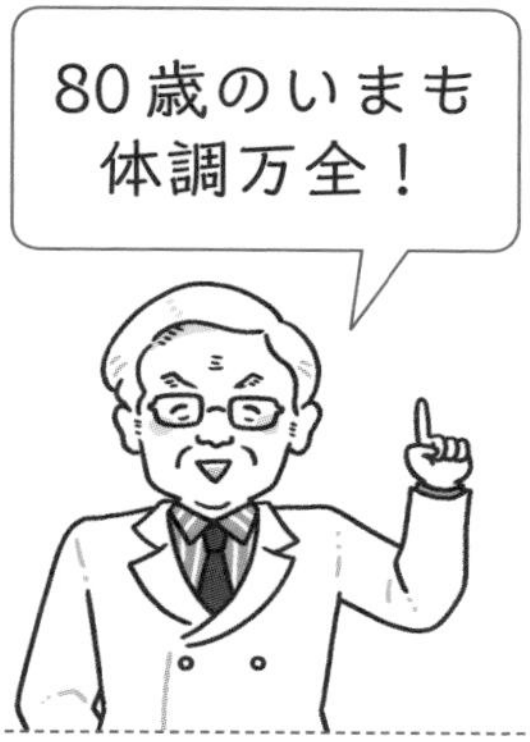

て、仕事などの行動力もアップするのではないでしょうか。

さらに、体のだるさや重さを感じることがなくなります。**日々の疲れがとれやすくなって、いつも体を快調に保てるようになる**のです。免疫力が向上するので風邪もひかなくなりますし、多少無理をしたとしても体調を崩すことがなくなるでしょう。

このように「ゆるい糖質制限＆食前酢キャベツ」で内臓脂肪を減らすと、じつに多くの恩恵がもたらされるのです。ですから、ぜひみなさんもこうした恩恵を手に入れてください。そして、この人生をより健やかで幸せなものへと変えていきましょう。

POINT

ダイエットに成功して内臓脂肪が落ちると、毎日がとびきり快調なものへと変わっていく！

第4章のまとめ

1 内臓脂肪が増える中高年期は、健康の大きな曲がり角。病気や老化の予防のためにもダイエットを始めるべき。

2 内臓脂肪を落とせば、血圧や血糖の数値はおのずと安定する。酢やキャベツに含まれる成分も血圧や血糖の値を下げるのに大いに役立つ。

3 酢キャベツを摂って短鎖脂肪酸を増やせば、糖尿病に対する予防効果が得られる。

4 毎日酢キャベツを食べていれば、がん、動脈硬化、認知症、肝臓病などの予防効果が期待できる。

5 内臓脂肪を落として〝おじさん体型〟を卒業すると、体の内側から若返りのパワーが湧き出してくる。

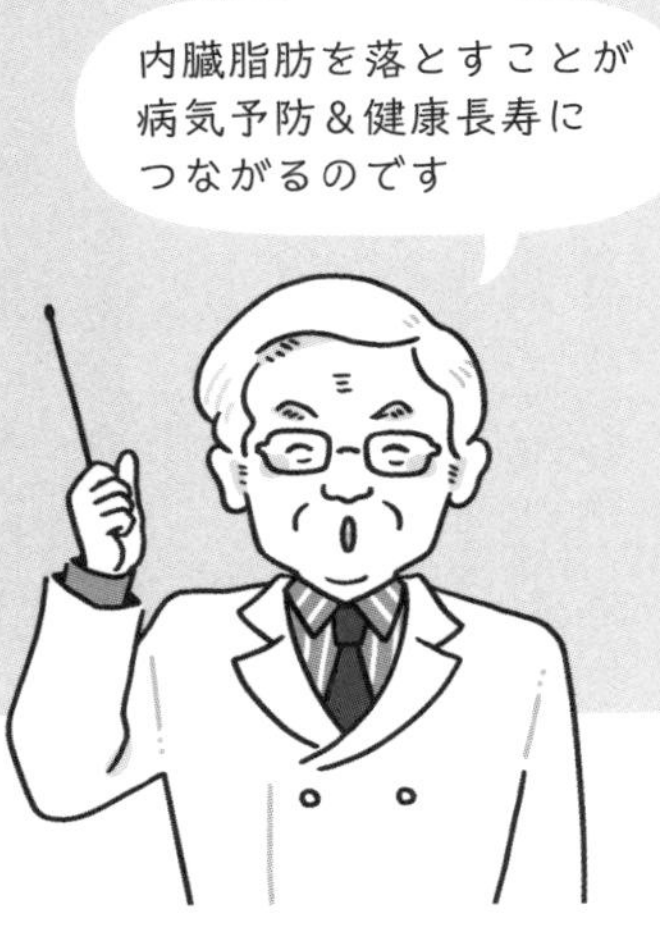

巻末付録

酢キャベツだけじゃない！

藤田先生おすすめの内臓脂肪を落とすお助けフード

内臓脂肪を効率よく落とすために、いちばん最強なのは酢キャベツです。ただ、なかには「キャベツが苦手…」という人もいるでしょう。そんな人のためのお助けフードをご紹介します。

酢たまねぎ

酢キャベツと同じように腸内の短鎖脂肪酸を増やしてくれる

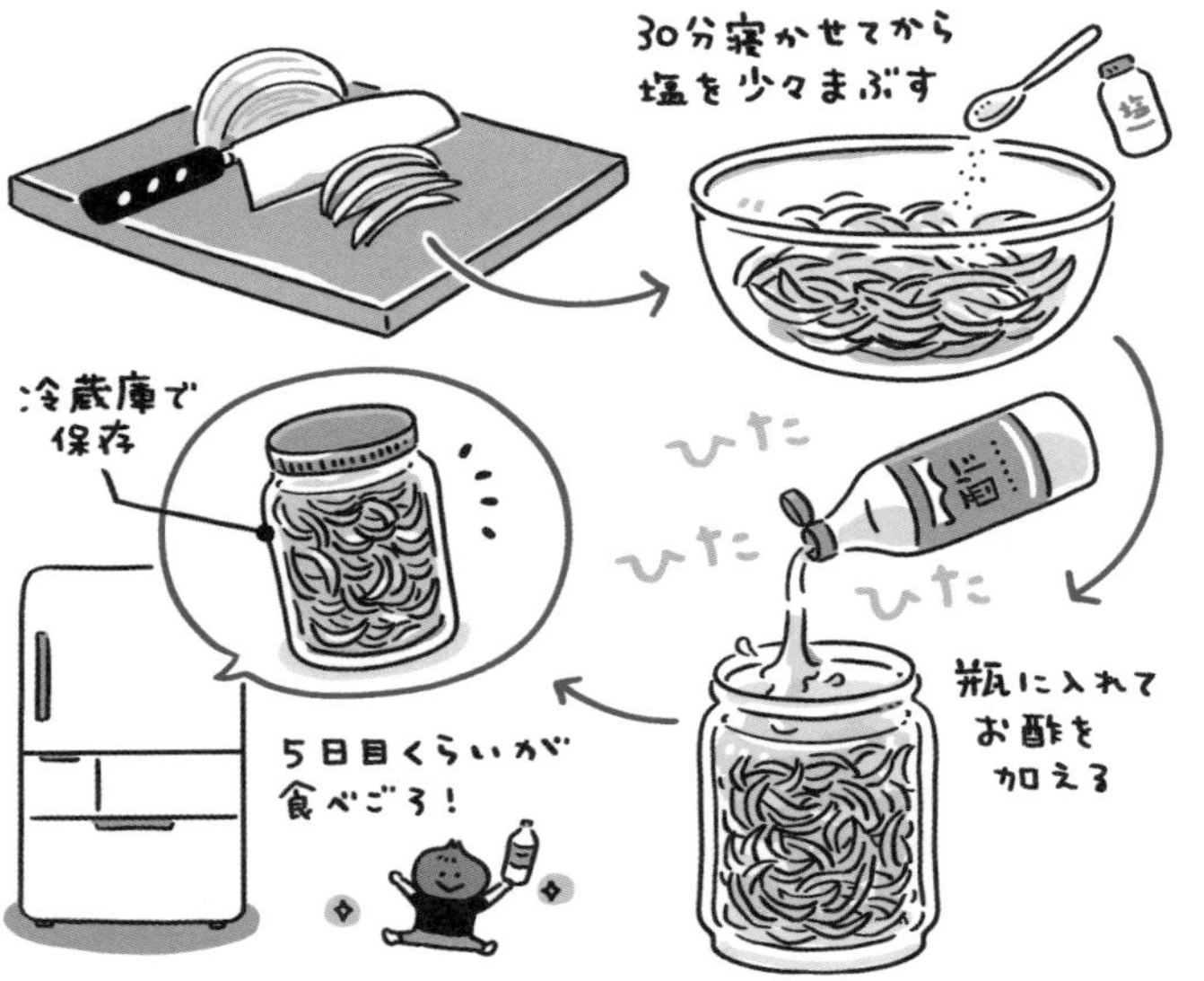

たまねぎにはオリゴ糖がたいへん豊富に含まれています。オリゴ糖は、善玉菌のエサとなり、腸内で短鎖脂肪酸がつくられるのを手助けしてくれる成分。そして、たまねぎに酢を組み合わせて「酢たまねぎ」にして摂ると、この作用がいっそう引き立てられ、効率よく短鎖脂肪酸を増やすことができるのです。

つくり方は簡単。スライスしたたまねぎを30分ほど寝かせ、塩でもみ、瓶に入れてひたひたになるまで酢を加えます。あとは冷蔵庫に保存しておけばOK。漬けた翌日から食べられますが、5日目くらいが食べごろです。ぜひ、多めにつくって保存しておき、普段から食卓に加えるようにしてみてください。

酢納豆・レモン納豆

「水溶性食物繊維＋お酢」で効率よく短鎖脂肪酸が増える

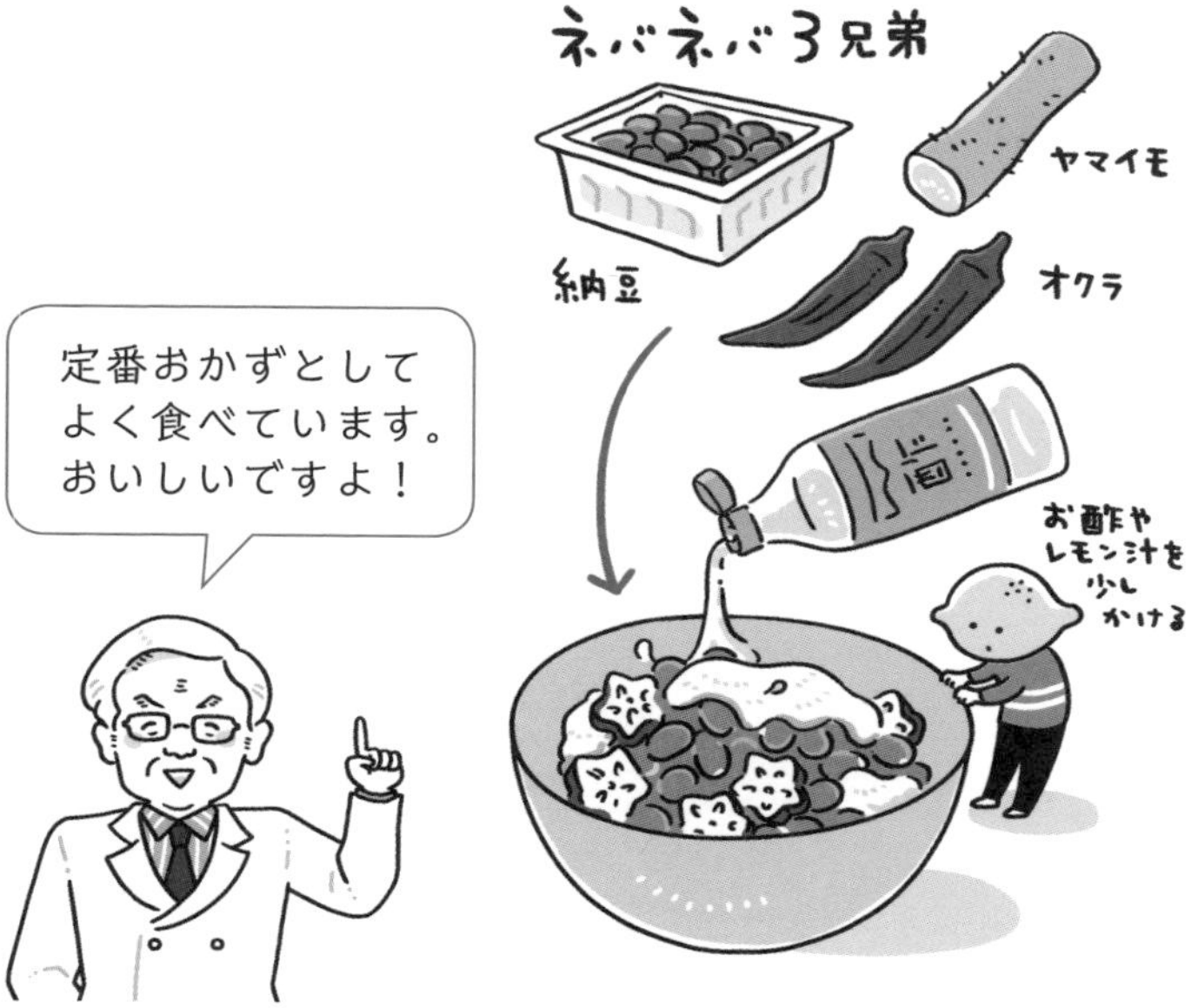

みなさんは納豆とお酢がとても相性がいいのをご存じでしょうか。いつもの市販の納豆に酢を少し加えるだけで後味がさっぱりします。また、お酢の代わりにレモン汁をかける「レモン納豆」もおすすめです。納豆は水溶性食物繊維がたいへん豊富であり、これにお酢やレモンを加えると「水溶性食物繊維＋酢酸」の効果で、腸内に短鎖脂肪酸が増えていくことになるわけです。

なお、私はよく納豆にヤマイモやオクラを加えた「ネバネバ３兄弟」の小鉢にお酢やレモンをかけて食べています。こうすると食物繊維パワーやネバネバパワーがさらにアップして、じつに頼もしい健康食となります。みなさんもぜひ試してみてください。

冷凍きのこ

食物繊維たっぷりのきのこは冷凍したほうがおいしくなる

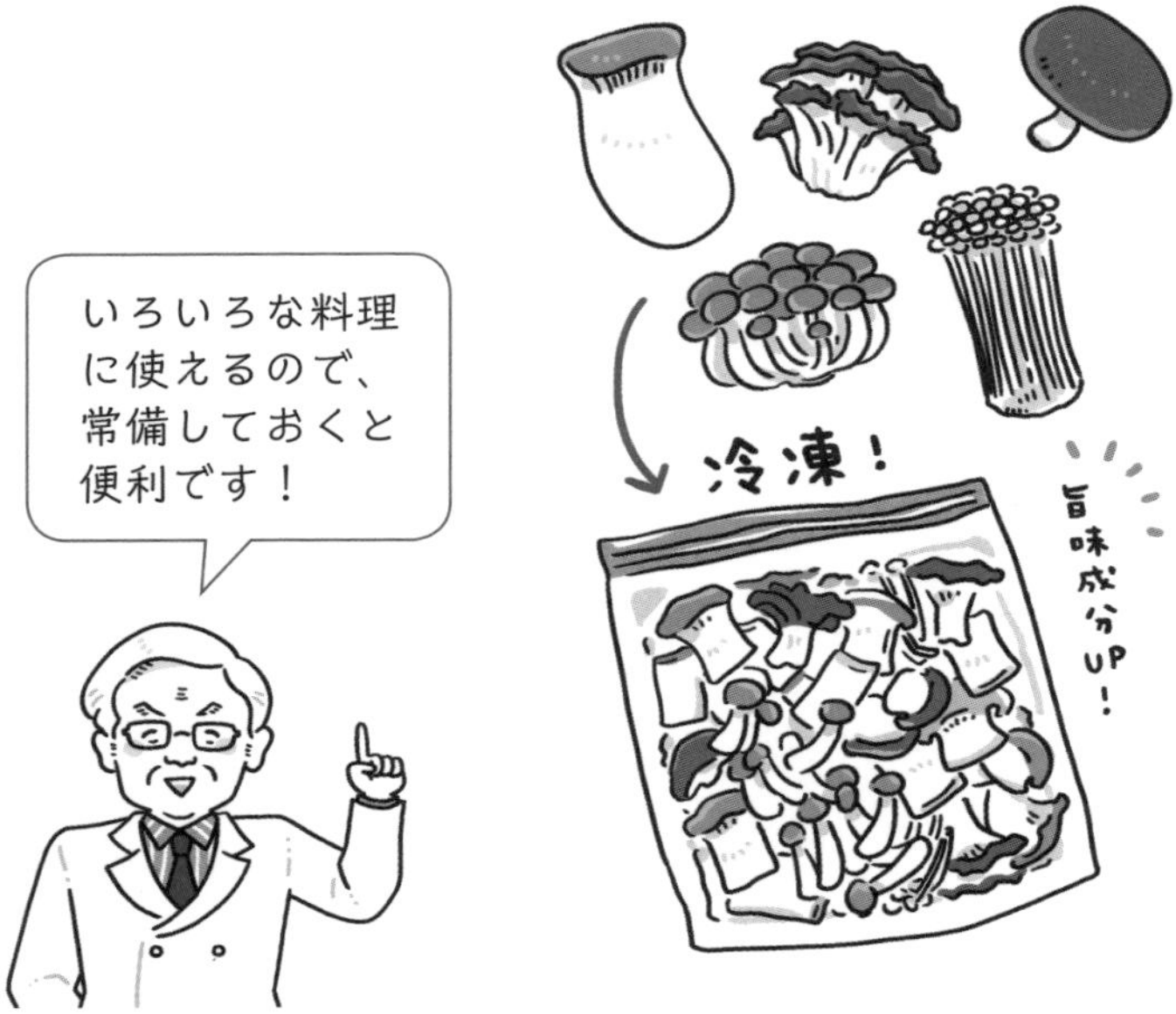

しめじ、まいたけ、えのきたけ、エリンギ、しいたけ……私はいつも3種類以上のきのこを食べやすい大きさにして保存袋に入れ、冷蔵庫に冷凍しています。きのこには、生のまま調理するよりも、いったん冷凍させてから調理するほうが、旨味成分が出ておいしくなるという特徴があるのです。

調理する際は冷凍のまま加熱します。使う分だけを取り出し、肉や野菜と一緒に炒めたり、みそ汁や鍋に入れたり、バターをのせてホイル焼きにしたりするのです。きのこにはたいへん多くの食物繊維が含まれ、ヤセ菌を増やし、短鎖脂肪酸を増やして、ダイエットの強力な味方となります。ぜひかしこく活用してください。

酢みそ汁

「みそ」＋「酢」＋「食物繊維」で
健康効果がグンとアップする！

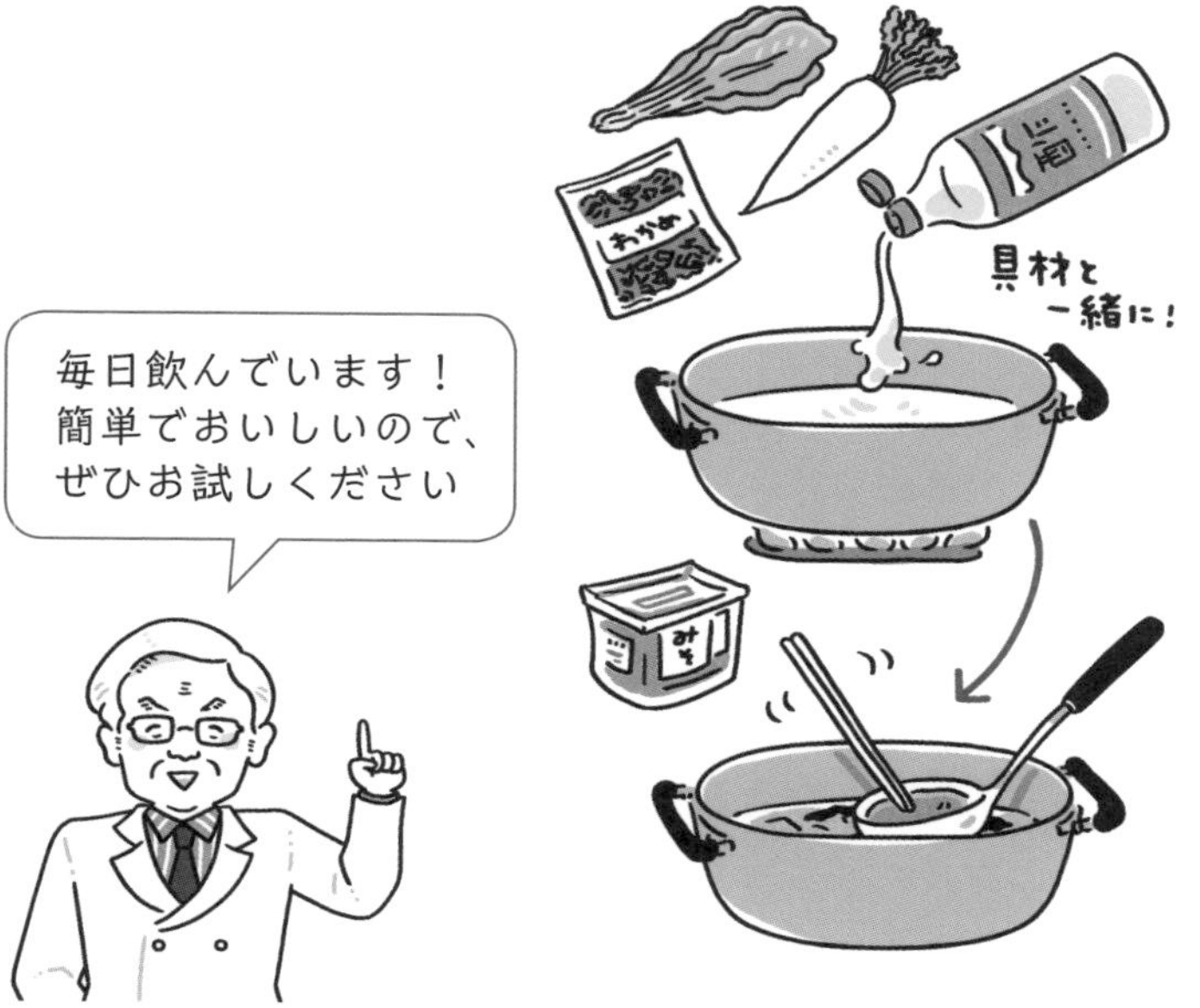

みそもお酢もたいへん健康効果の高い発酵食品。この両者に食物繊維たっぷりの具材を入れるのが「藤田流・酢みそ汁」です。この酢みそ汁には、血圧降下、血糖安定、血行促進、ダイエットなど、非常に多くの効用が期待できます。

酢を入れるのは、具材を入れるタイミングと一緒にするのがベスト。つまり、鍋にお湯を沸かし、ほうれん草や大根、わかめなどの具材と一緒にお酢を入れ、火を止め、最後にみそを溶き入れるわけです。

なお、あらかじめつくりおきにしておいた「酢キャベツ」や「酢たまねぎ」をそのまま鍋に投入してみそ汁にするのもおすすめです。ぜひみなさんも試してみてください。

藤田紘一郎（ふじた　こういちろう）

1939年に旧満州に生まれる。東京医科歯科大学医学部卒業。東京大学医学系大学院修了。医学博士。テキサス大学留学後、金沢医科大学教授、長崎大学教授、東京医科歯科大学教授を経て、東京医科歯科大学名誉教授。専門は寄生虫学と熱帯医学、感染免疫学。腸内細菌の研究の権威。1983年に寄生虫体内のアレルゲン発見で小泉賞を受賞。2000年にヒトATLウイルス伝染経路などで日本文化振興会社会文化功労賞および国際文化栄誉賞を受賞。
『私が糖質制限でリバウンドも挫折もしない理由』（扶桑社新書）、『ヤセたければ、腸内「デブ菌」を減らしなさい！』（ワニブックスPLUS新書）、『50歳からは炭水化物をやめなさい』（だいわ文庫）、『「腸にいいこと」だけをやりなさい！』（毎日新聞出版）、『「腸もれ」があなたを壊す！』（永岡書店）など著書多数。

＜STAFF＞
イラスト　フクイサチヨ
写真　村尾香織
デザイン　森田千秋（Q.design）
編集協力　高橋 明
校正　くすのき舎

図解 腸の名医が実践している
内臓脂肪をごっそり落とす最強の食べ方

2020年1月10日　第1刷発行
2024年3月10日　第13刷発行

著　者　藤田紘一郎
発行者　永岡純一
発行所　株式会社永岡書店
〒176-8518　東京都練馬区豊玉上1-7-14
代表☎ 03（3992）5155　編集☎ 03（3992）7191
DTP　編集室クルー
印刷　誠宏印刷
製本　ヤマナカ製本

ISBN978-4-522-43782-7　C0077